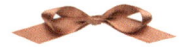

그림. 읽어. 주는. 엄마의.
감성 태교 미술관

그림 읽어 주는 엄마의
감성 태교 미술관

초판 1쇄 발행 2012년 11월 10일 **초판 2쇄 발행** 2014년 6월 10일
지은이 허은경 **펴낸이** 이영선 **편집 이사** 강영선 **주간** 김선정 **편집장** 김문정
편집 허승 임경훈 김종훈 김경란 **디자인** 오성희 당승근 안희정
마케팅 김일신 이호석 이주리 **관리** 박정래 손미경

펴낸곳 서해문집 **출판등록** 1989년 3월 16일(제406-2005-000047호)
주소 경기도 파주시 광인사길 217(파주출판도시) **전화** (031)955-7470 **팩스** (031)955-7469
홈페이지 www.booksea.co.kr **이메일** shmj21@hanmail.net

© 2012, 허은경

© Marc Chagall / ADAGP, Paris–SACK, Seoul, 2012 Chagall®
© The Andy Warhol Foundation for the Visual Arts, Inc. / SACK, Seoul, 2012

이 서적 내에 사용된 일부 작품은 SACK를 통해 ADAGP, ARS와 저작권 계약을 맺은 것입니다.
저작권법에 의하여 한국 내에서 보호를 받는 저작물이므로 무단 전재 및 복제를 금합니다.
이 서적 내에 사용된 작품 중 저작권 허락을 받지 못한 일부 작품에 대해서는 저작권자가 확인되는 대로
계약을 맺고 그에 따른 저작권료를 지불하겠습니다.

ISBN 978-89-7483-543-9 03650
값 15,000원

이 도서의 국립중앙도서관 출판시도서목록(CIP)은 e-CIP 홈페이지(http://www.nl.go.kr/ecip)에서
이용하실 수 있습니다.(CIP제어번호: CIP2012005050)

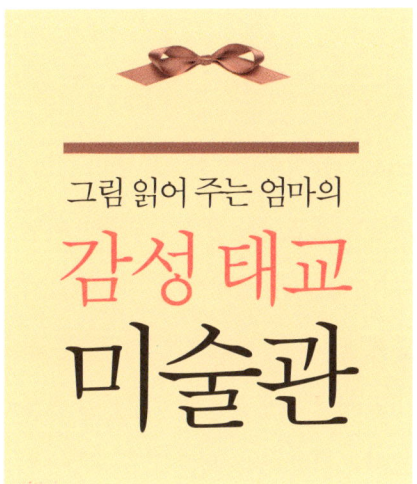

그림 읽어 주는 엄마의
감성 태교
미술관

허은경 지음

서해문집

머리말

시간이 참 빠르다. 마음은 여고 시절과 별반 달라진 게 없는 것 같은데, 현실의 상황들은 참 많이도 변했다. 대학만 가면 그 이후의 인생은 저절로 다 이루어지는 것인 줄만 알았는데, 생각지 않게 전공을 바꿔 대학원에 가고 낑낑대며 논문을 쓰고, 또 결혼을 하고 글을 쓰고 아이를 낳고……. 어릴 적에 미처 예상하지 못했던 일들이 내 생활로 펼쳐지고 있는 게 그저 신기할 따름이다.

결혼 후 첫 아이를 뱃속에서 10주 만에 하늘나라로 보내고, 남편과 나는 더 열심히 살아야지 마음먹었었다. 초기 유산이 흔한 일이라고는 하지만 그래도 마음 한 구석에 상처로 남았다. 그래서 우리는 다짐했다. 다음에는 여유롭고 편안한 마음으로 아기를 잘 맞이할 수 있도록 몸과 마음을 튼튼하게 준비하자고 말이다.

그 후 이탈리아 남부의 시실리에서 꿈같은 여름을 보내고 돌아온 나는 서서히 임신 준비 모드에 돌입했다. 가을에 한약도 지어 먹고 틈틈이 체조도 하고 계획임신 관련 책자도 찾아 읽으면서 몸과 마음을 준비하기 시작한 것이다.

그리고 이듬해 봄, 가난하고 겸손한 마음으로 기도하며 노력한 지 3개월. 결혼 2주년이 되는 4월에 아기가 생기면 좋겠다고 기도했었는데 정말로 4월에 아기가 생겼다. 감사합니다! 요즘은 환경오염이나 스트레스, 그 외 여러 가지 이유로 아기 때문에 걱정하고 고생하는 사람들이 참 많은데, 이렇게 귀한 생명을 주시다니. 오랜 시간은 아니었지만 그래도 기다림이 있었기에 기쁨이 배가되는 것 같다. 참 감사하다.

뱃속 아기에게 들려주는 그림 이야기는 우연히 시작되었다. 시실리 여행기 책을 준비하던 중 우연히 던져진 이야기에 귀가 솔깃해진 나는 마음까지 환해지는 기분이었다. 어쩌면 미술사를 전공한 내게 가장 적합한 태교법이 아닐까. 내가 즐겁게 할 수 있다면 아기한테도 분명 좋은 일일 것이다.

내가 직접 생명의 잉태를 경험하고 그 과정을 겪으면서 그때그때의 마음을 담아 아기에게 써 내려간 글은 출판사의 기획물로 나와 있는 기존의 명화 태교와는 분명 다를 것이다. 더불어 나와 같은 마음으로 아기에게 기분 좋게 그림을 읽어 주고 즐거운 태교를 하고 싶은 이 땅의 모든 예비 맘들과 마음을 나누고 공유하는 책이 된다면 그보다 더 좋을 수 없겠다.

2012년 가을
그림 읽어 주는 엄마 허은경

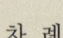

차 례

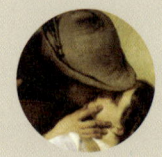

Intro "아가야, 내게 찾아와 줘서 고마워."
– 아기를 기다리며… 임신1주~5주

01주 샤갈 〈파리 위의 신부〉 "사랑해 사랑해 사랑해……" · 11
★ **행복한 태교 이야기** ① 태교의 시작은 엄마의 행복으로부터 · 16
02주 클림트 〈슈로스 캄메르 공원 길〉 그 여름의 동경 · 18
03주 아예츠 〈키스〉 내 생애 최고의 순간 · 24
04주 얀 데 헴 〈꽃과 화병〉 봄의 왈츠 · 30
05주 샤갈 〈부부와 물고기〉 환희, 또 다른 시작 · 36
★ **행복한 태교 이야기** ② 태교 중의 으뜸, 음식태교 · 42
★ **행복한 태교 이야기** ③ 뇌태교와 오감태교 · 45

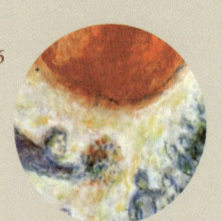

The first theme "기쁨은 감사를, 감사는 기쁨을"
― 엄마의 태교 편지 I 임신 6주~25주

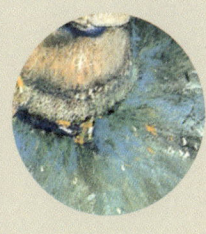

06주 〈꽃을 따는 여인〉 꽃의 여신 · 48
07주 무리요 〈포도와 멜론 먹는 아이들〉 소박한 사람들 · 56
08주 사전트 〈카네이션, 백합, 백합, 장미〉 꿈의 정원 · 63
09주 〈아담과 이브〉 겸손의 미덕 · 69
10주 마티스 〈생의 기쁨〉 기쁨은 감사를, 감사는 기쁨을 · 75
11주 프리드리히 〈루겐의 초크 절벽〉 자연의 신비 · 81
12주 드가 〈댄서〉 과정의 소중함 · 87
★ 행복한 태교 이야기 ④ 숲에서 즐기는 자연태교 · 92

13주 모네 〈수련〉 연꽃 정원 · 94
14주 무하 〈황도 12궁〉 당당한 자신감 · 100
15주 카유보트 〈파리의 거리, 비 오는 날〉 비 오는 소리 · 105
16주 얀 페르메이르 〈델프트 풍경〉 비 온 뒤의 풍경 · 113
17주 바우터스 〈교육〉 너와 함께하는 시간 · 120
18주 마티스 〈붉은 물고기〉 자연과 함께 사는 법 · 125
19주 반 고흐 〈탕기 영감의 초상〉 세상을 밝혀 주는 사람 · 132
★ 행복한 태교 이야기 ⑤ 운동태교, 긍정의 호르몬을 채우자 · 137

20주 모리조 〈니스 소녀〉 너를 그리며 · 139
21주 아르침볼도 〈여름〉 재미있는 시각, 즐거운 삶 · 145
22주 쇠라 〈그랑자트 섬의 일요일 오후〉 그곳에 가고 싶다 · 153
23주 슈피츠베크 〈가난한 시인〉 책을 읽는 우리들의 자세 · 160
24주 〈기사와 애인〉 사랑하는 방법 · 166
25주 클림트 〈키스〉 설렘 · 171

★ 행복한 태교 이야기 ⑥ 음악태교, 내 아이가 듣는 첫 음악 · 176
★ 행복한 태교 이야기 ⑦ 아이와 도란도란, 태담태교 · 178
★ 행복한 태교 이야기 ⑧ 이야기의 매력, 동화태교 · 179

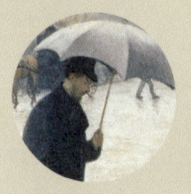

The second theme "평안을 주소서"
- 엄마의 태교 편지 Ⅱ 임신26주~40주

26주 실레 〈나무 네 그루〉 가을날의 쓸쓸함 · 183
27주 카날레토 〈베네치아 산마르코 광장과 그 주변〉 환상의 섬으로 · 189
28주 워홀 〈멜라〉 우리를 미소 짓게 하는 것들 · 196
29주 라 투르 〈막달라 마리아〉 잠시 멈춰서기! · 203
30주 보티첼리 〈찬가의 성모〉 평안을 주소서 · 210
31주 아망-장 〈소녀와 공작새〉 함께 있어도 외로워 · 218
★행복한 태교 이야기 ⑨ 신세대 엄마의 명품 태교(1) · 223
32주 호퍼 〈호텔 방〉 때로는 지루한 게 낫다 · 225
33주 칸딘스키 〈성(聖) 조지와 용〉 해피엔딩 · 231
34주 카유보트 〈눈 덮인 지붕들〉 눈을 닮은 사람 · 237
35주 르누아르 〈시골의 무도회〉 우리 만났던 날은…… · 243
36주 르누아르 〈선상 파티에서의 점심식사〉 그리운 일상 · 249
★행복한 태교 이야기 ⑩ 신세대 엄마의 명품 태교(2) · 254
37주 토마스 로렌스 〈윌리엄 윌버포스〉 아름다운 사람 · 256
38주 윌리엄 드구브 드 넝크 〈핑크 하우스〉 기다림 · 263
39주 오스베르 〈해돋이를 바라보는 뮤즈〉 기억할게 · 270
40주 만테냐 〈성모자〉 하늘이 주신 선물 · 276
★행복한 태교 이야기 ⑪ 세계 각국의 태교법 · 281

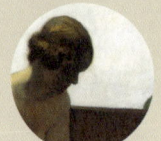

the Second theme

"아가야, 내게
찾아와 줘서 고마워."

— 아기를 기다리며……_ 임신 1주 ~ 5주

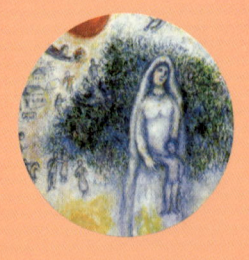

§

마르크 샤갈 Marc Chagall 1887~1985

마르크 샤갈은 1887년 러시아 비테프스크에서 태어났습니다. 그의 부모는 유대인이었는데, 아버지는 청어 도매상에서 일했고 어머니는 식료품 가게를 운영했지요. 샤갈은 1907년 왕실협회 예술학교에 들어가서 그림 공부를 시작했습니다. 그리고 프랑스 파리로 유학을 가, 동시대의 예술가들과 교류하며 작품 활동을 했죠. 1915년 사랑하는 벨라와 결혼했고, 1916년 5월에는 딸 이다가 태어났습니다. 샤갈의 환상적이고 아름다운 그림에는 이 두 사람이 자주 등장한답니다. 이후 유대인이라는 이유로 나치에 의해 그림이 공개 소각되는 등 곤경에 처한 샤갈은 러시아를 떠나 미국으로 갔습니다. 그곳에서는 유명한 발레 공연의 무대 장치와 의상을 담당하기도 하고, 교회의 스테인드글라스를 제작하기도 하는 등 그림 외에도 다양한 방면에서 왕성한 활동을 했습니다. 1948년 다시 프랑스로 돌아온 샤갈은 이후 프랑스 남부 방스에 정착하여 피카소와 마티스를 자주 만나며 성경 삽화 작업 등 이전에 하던 작업들을 계속했지요. 1973년 7월 7일 샤갈의 생일에는 니스에 '국립 마르크 샤갈 성서 이야기 미술관'이 문을 열었답니다.

01주_ 샤갈 〈파리 위의 신부〉

"사랑해,

사랑해,

사랑해……"

아기를 기다리는 시간들은 준비된 부모가 어떤 것인지 생각해 보는 계기가 되었다. 그리고 생의 느닷없는 선물처럼 갑작스레 아기가 생겨도 좋겠지만, 미리 몸과 마음을 준비하고 아기를 맞이할 수 있다면 더 좋을 것 같았다. 그래서 주어진 매일의 상황에 감사하며 조급하지 않게 생각하기로 했다.

아기를 기다리는 마음으로 글을 쓰면서 맨 처음 떠올린 그림은 마르크 샤갈의 그림이다. 내게 샤갈의 그림은 막 열아홉이 시작되던 새해 무렵에, 포근하고도 청명한 눈송이처럼 다가왔다. 1994년 겨울, 시청역 근처에 있는 호암갤러리에서 샤갈 전시가 있었다. 학교에서 내

주는 방학 숙제 때문에 작은 전시회 두어 군데 다닌 것 외에는 별다른 경험이 없었던 내게 '마르크 샤갈展'은 하나의 충격이었다. 평소 존경하던 선생님께서 동행해 샤갈에 대해 재미있게 설명해 주셨던 것도 한몫했다. 지금 생각해 보면, 내가 미술사를 공부하게 된 결정적인 출발점도 이 전시였다. 몽환적인 느낌으로 가득 찬 샤갈의 그림은 나를 사로잡기에 충분했으며, 작가의 어린 시절에 대한 기억의 단편들 또한 이국적이고 흥미로웠다.

러시아 출생의 유대인 화가 샤갈. 그는 독특한 정체성만큼이나 작품 세계 역시 남다르다. 그가 그림을 그리던 당시 러시아에서는 캔버스를 온통 흰색으로만 칠해 놓거나, 마치 포스터물감으로 그려 넣은 듯 한두 개의 원이나 사각형 등 단순한 모양의 도형을 단색으로 표현하여 완성한 이른바 '절대주의'라 불리는 단순한 추상화가 유행했다. 하지만 샤갈은 성서의 일화나 그의 고향 비테프스크에서의 추억, 사랑하는 가족 같은, 어쩌면 진부해 보일 수도 있는 일상적인 소재를 끊임없이 그렸다. 아마도 샤갈의 그림이 모두에게 따스함을 주는 이유는 이렇듯 우리 주변의 일상들을 애정 어린 시선으로 그려 냈기 때문이 아닐까? 샤갈만큼 자신의 삶을, 자신을 둘러싼 풍경의 모습을 있는 그대로 담아낸 화가가 또 있을까?

샤갈의 그림 중에는 연인 사이의 기쁨과 행복을 다룬 것들이 많다.

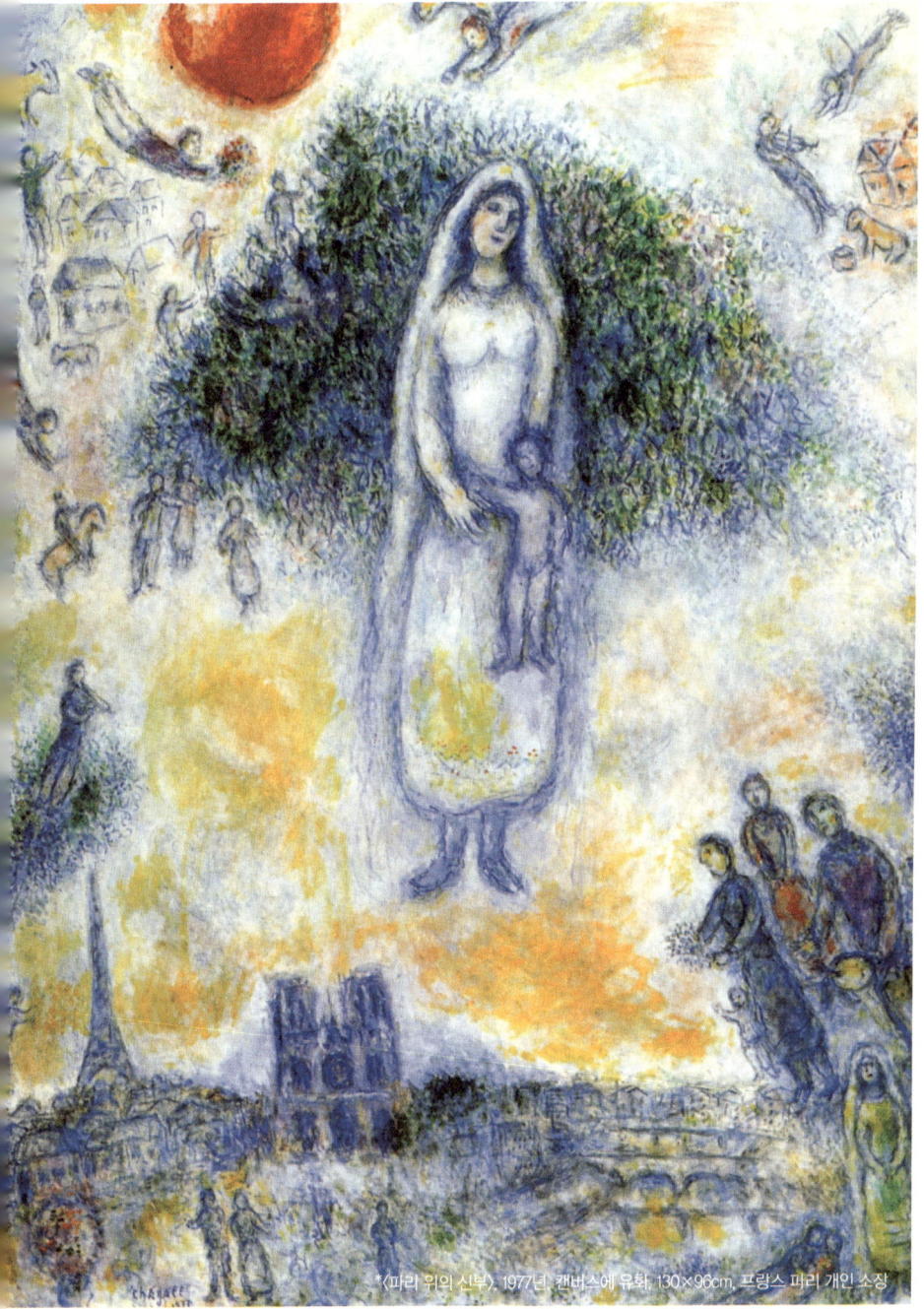

*〈파리 위의 신부〉, 1977년, 캔버스에 유화, 130×96cm, 프랑스 파리 개인 소장

사랑에 빠진 연인들, 들뜬 듯 하늘을 날아다니는 연인들의 모습이 무척이나 사랑스럽게 묘사되어 있다. 특히 아내 벨라에 대한 샤갈의 극진한 사랑을 작품 곳곳에서 느낄 수 있다. 그의 그림 속 연인은 대부분 샤갈 자신과 그의 아내 벨라인데, 아내를 무척이나 사랑했던 샤갈은 자신의 그림에 결혼 생활의 충만한 행복감을 표현한 것이다.

그런 샤갈의 그림들 중에서 가장 인상 깊었던 작품이 바로 〈파리 위의 신부〉다. 아, 이 그림은 정말이지 너무도 사랑스럽다. 샤갈이 주로 사용한 시원스러운 푸른색도 마음에 들고, 젊은 처녀들(그림을 보던 당시의 나처럼)이 동경하는 웨딩드레스 차림의 신부도 무척 예쁘다. 연인들과 함께 늘 등장하는 거대한 꽃다발이 신부 뒤에 배경처럼 놓여 있고, 하늘에 어른거리는 붉은 태양은 그림 전체에 따사로운 기운을 불어넣는다. 또 신부의 주변을 날아다니는 사람들은 마치 축복의 행렬 같다. 화면 위쪽에 작게 그려진, 신부를 향해 꽃을 들고 날아오는 남자며, 결혼식이나 피로연이 벌어지는 흥겨운 곳이라면 언제나 등장하여 바이올린을 켜는 악사 등등. 음, 정말 낭만적이지 않은가?

그리고 잘 찾아보면, 러시아의 고향 마을을 상기시키는 작은 염소나 말도 빠지지 않는다. 화면 아래에는 아주 작긴 하지만 남자가 여자를 꼭 안고 있는 모습도 보인다. 샤갈의 그림에서 자주 볼 수 있는 연인의 모습이다. 그리고 그 위쪽으로는 팔레트를 들고 있는 화가도 보인다. 카메오처럼 살짝 출연한 작가의 모습이다.

아이와 함께 선 신부 아래로는 프랑스 파리의 시내 전경이 펼쳐져 있다. 가장 왼쪽으로는 파리의 명물인 에펠탑이 보이고, 그 옆으로는 노트르담 대성당이 보인다. 그리고 가장 오른쪽에 보이는 다리는 글쎄, 우리에게 잘 알려진 퐁뇌프 다리일까?

파리의 풍경을 배경으로 하늘에 덩실 떠 있는 신부는 샤갈의 아내인 벨라, 그녀와 함께 있는 아이는 당시 벨라의 뱃속에 있던 딸 이다를 형상화했다고 한다. 엄마가 아이와 함께 있는 이 장면은 마치 서구의 오랜 전통을 가진 성(聖)모자 상을 연상시키기도 한다. 성모 마리아와 아기 예수를 그린 그림. 하긴, 굳이 성모자를 운운하지 않더라도 너무나 소중한 생명을 잉태한 이 세상의 모든 엄마는 참 위대하고 성스럽다.

아내와 아이를 향한 사랑의 기운이 가득한 그림이라는 생각에, 그 많은 그림들 가운데 유독 이 그림 앞에서 한참을 서 있었던 기억이 난다. 그리고 열심히 그림을 마음에 담았다. 그래서 아기를 기다리는 지금, 이 그림이 가장 먼저 생각난 모양이다. 기다리던 아기가 생기면, 나도 저렇게 하늘 위를 날아오르는 듯한 행복감을 느끼게 될까?

***

지금 우리 아기는 아주 작은 알 상태예요.

엄마의 아기씨와 아빠의 아기씨가 만나서 작은 알이 되었지요.
눈에 보이지 않을 만큼 아주 작지만, 성별과 머리카락 색,
손과 발의 모양 같은 것들이 이미 다 결정되어 있대요. 정말 신비롭죠?

행복한 태교 이야기 ①

태교의 시작은 엄마의 행복으로부터

전통적으로 태교胎敎란 임신부가 태아에게 좋은 영향을 주기 위해 마음을 바르게 하고 음식뿐 아니라 말과 행동을 조심하는 일입니다. 그런데 요즘에는 이러한 의미를 넘어 건강하고 똑똑하고 인성 좋은 아이를 낳기 위한 방법으로 더 주목받고 있습니다. 태교 방법도 음악태교, 동화태교, 명화태교, 심지어 영어태교까지 다양해서, 엄마들마다 선호하는 분야가 다릅니다. 과연 이러한 태교들은 어떤 효과가 있고, 무엇이 가장 좋은 태교일까요?

결론부터 말하면, 최고의 태교는 엄마의 몸과 마음이 편안할 때 이루어집니다. '아이에게 무엇을 주겠다'는 생각보다 '나의 행복으로부터 아이의 행복이 만들어진다'는 생각이 더 중요합니다. 태교란 엄마와 태아 사이의 신체적·감정적 소통이니까요. 이는 출산 후 겪게 될 육아에서도 매우 중요한 지침인데, 결국 태교와 육아는 '아이를 키우는 것'이 아니라 '나와 아이가 함께 성장하는 것'임을 알 때 엄마도 아이도 행복해집니다. 이때 꼭 명심할 것은 '조급해하거나 욕심 부리지 말자, 작은 일에 감사하자'입니다. 자, 이제 본격적으로 엄마와 아이를 위한 '행복태교'를 시작해 볼까요?

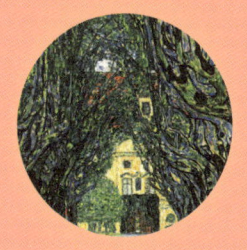

§

구스타프 클림트 Gustav Klimt 1862~1918

구스타프 클림트는 1862년 오스트리아 빈 근교의 바움가르텐에서 태어났습니다. 아버지는 동판 조각사이자 금 세공사였죠. 클림트는 가난한 어린 시절을 보낸 뒤 친척의 도움으로 1876년 어렵사리 빈에 있는 응용미술학교에 들어갔습니다. 그곳에서 그림을 배운 뒤 학구적인 스타일의 벽화를 주로 그렸지요. 1897년에는 빈 분리파를 결성해 오스트리아의 예술적 감각을 높이고자 했고, 그림뿐 아니라 건축, 가구, 생활필수품 등 삶의 모든 영역에서 예술을 창조하려고 했습니다. 아름답고 섬세한 아르누보풍의 장식적인 묘사와 화려한 색채, 금박의 사용 등 자유롭고 대담한 화풍으로 다른 화가들과 구별되는 독특한 그림을 많이 그렸답니다.

02주_클림트 〈슈로스 캄메르 공원 길〉

그 여름의

동경

우리 집 근처는 조금만 걸어가면 영화관과 음식점, 온갖 종류의 상점들이 즐비하게 늘어선 번화한 거리다. 교통이 편리하고 언제든 거리로 튀어 나가 뭐든지 쉽게 할 수 있다는 것이 이곳의 장점이다. 아마도 젊은 사람들이 살기에는 딱 좋은 곳이 아닐까 싶다. 지나는 길에 차를 마시러 찾아오는 친구들은 이런 입지 조건을 무척 부러워하기도 한다.

그런데 정작 함께 사는 남편은 그렇지가 않다. 회사가 예전보다 많이 가까워져서 차를 타고 오가며 버리는 시간이 없어 좋긴 하지만, 그래도 나무와 풀이 많은 곳에서 살면 좋겠다는 말을 늘 입에 달고 다닌다. 유난히 공기에 민감한 탓이다. 결혼하고 2년 동안 함께 살다 보니 그런 성향까지 닮은 모양인지, 요즘은 나도 정말 나무 냄새가 그립다.

그런 면에서 오스트리아 출신의 화가 구스타프 클림트의 〈슈로스 캄메르 공원 길〉은 무척이나 부러운 풍경이 아닐 수 없다. 붉은 지붕을 얹은 노란색 집 앞에 펼쳐진 저 기다란 가로수 길이 우리 집 앞으로 뻗어 있다면 얼마나 상쾌하고 행복할까? 그러고 보니 어린 시절 텔레비전에서 봤던 만화 〈빨강머리 앤〉의 그 눈부시게 아름답던 벚꽃길이 생각난다. 아마도 주인공 앤이 초록 지붕 집에 처음 오게 된 날이었던 것 같다. 다른 장면들은 머릿속에서 다 사라졌는데, 이상하게 그 장면만큼은 꼭 꿈속에서 본 풍경처럼 강렬하게 남아 있다. 언젠가 그런 곳에 집을 짓고 살 수 있다면 얼마나 좋을까?

이 그림은 1900년부터 클림트가 여름을 보냈던 호수 근처의 공원 길을 보여 준다. 오스트리아의 아테르제에 있는 이 호수는 아름다운 경치로 유명해서 오스트리아인들이 휴가를 보내기 위해 즐겨 찾는 곳이다. 보헤미아 태생의 오스트리아 작곡가 구스타프 말러 역시 이곳에 머물며 작곡을 했다고 한다.

클림트는 모두 다섯 점의 슈로스 캄메르 공원 길을 그렸는데, 이 그림은 그중 마지막 그림이다. 놀라우리만큼 과감하게 화면 중심을 가득 채운 나무들이 무수히 많은 초록빛과 푸른색의 점들로 이루어져 우리의 눈을 시원하게 해 준다. 다양한 색실로 그림을 수놓아 만든 태피스트리를 보는 듯 아름답다. 좌우 대칭을 이루며 쭉쭉 뻗어 있는 나무들 외에 보이는 것이라곤 화면 왼쪽에 찔끔 보이는 호수와 정면에 보이는 노란 집뿐이다. 화면 전체를 뒤덮은 질서 정연한 나무들의 모습이 화면에 긴장감과 율동감을 주고, 또 보는 사람들에게 청량감을 선사한다. 스타일리시하게 뻗은 멋쟁이 나뭇가지들!

우리에게 널리 알려진 클림트의 화려하고 관능적인 금빛 무늬들은 찾을 수 없지만, 이 그림 역시 충분히 화려하고 감각적이다. 장식적인 그의 성향이 어디 갈 리 만무하다. 클림트의 그림은 원래 다 그런 걸까?

클림트의 초기작은 그렇지 않았다. 몇 년 전 오스트리아 빈에 있는 레오폴트 미술관에서 그가 그린 인물화를 보고 깜짝 놀란 적이 있다. 어둡고 탁한 색으로 그려진, 눈에 띄는 뚜렷한 특징을 찾아볼 수 없는 그림 속 인물 어디에서도 클림트의 손길을 짐작할 수 없었기 때문이다. 그러던 그가 1890년부터 1910년 사이 전 유럽을 풍미한 장식적인 예술 양식인 '아르누보(Art Nouveau, '새로운 예술'이란 뜻의 프랑스어. 식물에서 영감을 얻은 장식적인 곡선이 특징으로 회화, 건축, 공예 등 다방면에 큰 영향을 미쳤다)'에 합류하면서, 그의 그림은 오늘날 우리에게 널리 알려진 몽환적인 인물화와 장식적인 풍경으로 변하게 된다.

개인적으로는 인위적인 무늬들로 이루어진 클림트의 인물화보다는 이렇게 자연의 풍경으로 예쁜 무늬를 만들어 낸 그의 풍경화가 더

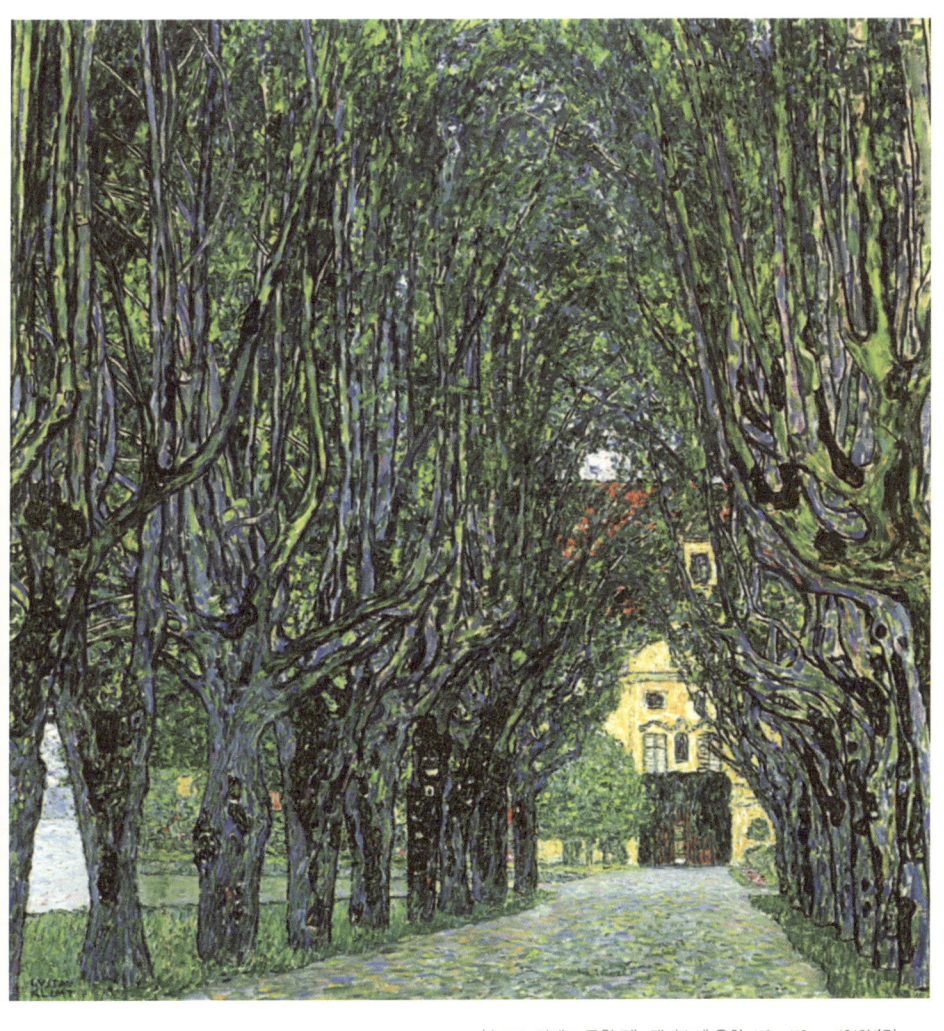

〈슈로스 캄메르 공원 길〉, 캔버스에 유화, 110×110cm, 1912년경, 오스트리아 빈 오스트리아 갤러리(벨베데레 궁전)

좋다. 특히 그가 여름 내내 거닐었을 가로수 길을 상상하며 잠시라도 휴식을 취할 수 있는 이 그림을 좋아한다. 자세히 들여다보면, 나무의 외곽선을 진한 검은색으로 그린 것은 빈센트 반 고흐의 그림과 닮았다. 아, 그 모양새는 얼마 전 재미나게 봤던 애니메이션 〈슈렉 3〉에 나온 커다란 나무들과 비슷하기도 하다. 하하.

우리의 꿈은, 아기가 태어나서 걷기 시작하면 이런 숲길을 거닐 수 있는 곳으로 이사 가는 것이다. 교통이 편리하면서 회사가 멀지 않고, 좋은 생활환경에 자연까지 느낄 수 있는 그런 곳을 찾는다는 게 과연 가능할까? 벌써부터 고민이다. 재테크에 좋다며 모두들 아파트를 선호하는 요즘이지만, 난 그래도 손바닥만 한 마당이 있는 곳에서 흙을 밟으며 살아갈 수 있으면 좋겠다. 솔직하게 말하면, 맨 처음 아파트를 지은 그 누군가가 무척이나 얄미울 지경이다. 예쁜 산과 좋은 풍경 다 가리고 열심히 지어 대는 아파트만 없다면, 우리 모두가 더 많은 하늘과 산과 바람을 만끽하며 살 수 있을 텐데.

***

지금 우리 아기는 왕성하게 세포분열을 하면서,
나팔관을 따라 자궁 쪽으로 이동하고 있어요.
그리고 자궁에 안전하게 자리 잡으려 노력하고 있답니다.

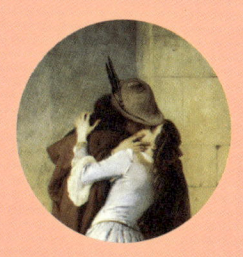

프란체스코 아예츠 Francesco Hayez 1791~1882

프란체스코 아예츠는 1791년 베네치아의 한 가난한 집에서 태어났습니다. 어릴 적부터 그림에 재능을 보였던 아예츠는 이모부의 도움으로 미술 복원사 교육을 받았지요. 이후 1806년 정식으로 미술학교에 입학하여 베네치아 출신의 낭만주의 화가 테오도로 마테이니의 제자가 됩니다. 1809년에는 베네치아 아카데미에서 주최하는 대회에서 입상해, 그 부상으로 로마에서 1년 동안 공부할 기회를 얻었죠. 이후 로마에서 작품 활동을 하다가 1830년대 중반부터는 밀라노에 머물며 브레라 아카데미의 교장 직을 맡기도 했습니다. 19세기 프랑스 고전주의의 대가 앵그르의 영향을 많이 받은 아예츠는 고전적이고 차분한 느낌을 주는 그림을 많이 그렸답니다.

03주_아예츠 〈키스〉

내 생애

최고의

순간

19세기 이탈리아의 화가 프란체스코 아예츠의 그림 〈키스〉를 직접 만난 건, 3개월여에 걸친 유럽 미술관 여행을 떠났던 2004년 봄 이탈리아 밀라노에서다.

물어물어 찾아간 브레라 미술관은 건물 자체만으로도 참 인상적이었다. 아담한 정원을 둘러싼 디근자 모양의 건물들에는 도서관과 식물원, 과학관, 미술학교, 미술관이 함께 자리하고 있었다. 그곳에 있는 미술학도들이 너무나 부러운 순간이었다. 대가들의 그림을 원 없이 매일 직접 보고 배울 수 있다니…….

별생각 없이 미술관 여기저기를 거닐다가 이 그림을 마주한 순간,

'아!' 하는 탄성이 절로 났다. 우선은 마음의 준비도 하지 않은 상태에서 갑작스레 이 그림을 만나 너무나 반갑고 놀라워서였고, 그 다음은 두 사람의 아찔한 키스 장면이 주는 은밀한 설렘 때문이었다. 도판으로 봤을 때는 금방이라도 사각사각 소리가 날 것만 같은 푸른빛 드레스의 사실적인 표현이 눈에 띄었는데, 실제로 마주 대하니 이상하게 가슴이 콩닥거렸다.

사람이 거의 오가지 않는 구석진 곳에서 이루어진 두 청춘 남녀의 키스! 아마도 떠나는 이를 배웅하는 듯한 여인의, 살포시 청년의 어깨를 잡은 손도 떨리고, 그 여인의 부드러운 얼굴을 손으로 감싼 채 열정적인 키스를 하고 있는 저 청년의 다리도 떨리는 듯하다. 담담한 벽을 배경으로 선 이들의 그림자조차 흔들리는 듯한 느낌을 준다.

'어떤 상황일까?' 온갖 상상을 하면서, 금방이라도 누군가가 그들의 뒤에서 튀어나올 것만 같은 불안감으로 자꾸만 그림을 들여다봤다. 아마 이런 은밀한 느낌 때문에 이 그림이 인기가 많은 모양이다. 당시에도 아예츠가 같은 장면의 그림을 몇 점 더 그려야 했다는 후문이 있는 걸 보면 말이다.

신화나 성서를 주제로 한 큰 그림에서부터 초상화까지 다양한 장르의 그림을 그렸던 아예츠는 특히 여성의 인물 묘사에 뛰어났다. 그가 그린 여인들은 한결같이 따스한 체온이 느껴질 것만 같은 사실적

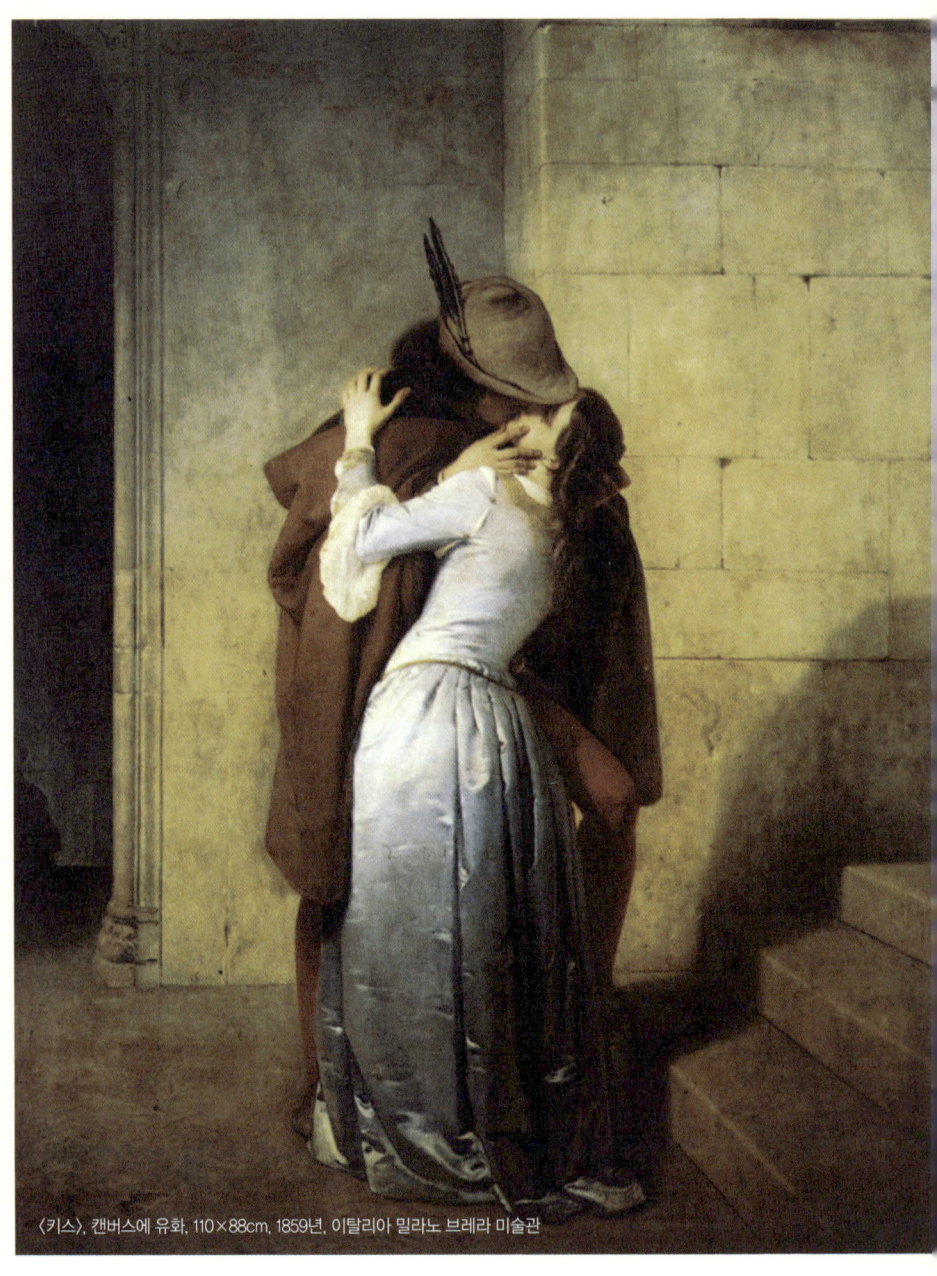

〈키스〉, 캔버스에 유화, 110×88cm, 1859년, 이탈리아 밀라노 브레라 미술관

이고도 부드러운 살결을 뽐내고 있다. 여인들이 입은 옷들의 세밀한 주름과 반짝이는 새틴 드레스의 표현도 눈에 띈다. 특히 아예츠는 전반적으로 가라앉은 느낌의 색채를 사용했기에, 그의 그림은 약간 창백하고 차분한 인상을 준다. 그래서 마치 사진을 보는 것 같은 착각을 불러일으키기도 한다.

누구나 살면서 이 그림처럼 설레는 순간이 더러 있을 것이다. 잊을 만하면 한 번씩 찾아오는 열병 같은 사랑일 수도 있고, 그리웠던 누군가를 다시 만나는 것일 수도 있으리라. 내게도 물론 그런 때가 있었다. 스치는 순간에도 가슴을 콩닥콩닥 뛰게 했던, 그림 속 연인들처럼 떨림을 주었던, 잠시 이야기를 나누는 것만으로도 너무나 유쾌하고 즐거웠던 사람이…….

그리고 세월이 흘렀다. 스치듯 짧은 순간이라 아마도 그는 잊었겠지만 내게는 떠올리기만 해도 환하게 빛나는 나날들이었고, 파란 하늘을 볼 때나 예쁜 꽃을 볼 때 문득문득 떠오르는 그리운 얼굴이 되었다. 그리고 생각했다. '제발 다시 한 번 마주칠 수 있다면 얼마나 좋을까?' 하고.

그런데 내 생애 최고의 순간, 온몸에 전율이 흐르던 그 설렘의 순간이 기적처럼 다가왔다. 어떻게 그가 마침 그 순간 그곳을 지나치고 있었을까? 마음속은 요동쳤지만 정작 내가 한 말은, "여긴 어쩐 일이

세요?"였다. 두 눈에는 눈물을 가득 머금은 채.

하하. 새삼스럽다. 이 애절한 이야기 속의 주인공과 함께 산 지 벌써 2년이나 되었으니. 되돌아보면 지난 2년간 소소한 일상 속에서 참 즐거웠는데, 이제 우리를 닮은 아기와 그런 행복을 함께 누릴 수 있으면 좋겠다는 소망도 생기게 되고……. 이렇게 아이를 기다리면서 그때 일을 떠올리니 모든 것이 다 새롭고 감사하게 느껴진다. 나중에 우리 아이에게 이런 이야기를 해 주면 어떤 반응을 보일까나?

가슴 시린 상처를 가진 사람이라면 이 그림이 더욱 와 닿을지도 모르겠다. 다른 한편으론 앞으로 찾아오게 될 사랑을 기대하게 하지 않을까? 세상의 모든 사람이 이렇게 간절히 원하고 사랑하는 사람과 함께할 수 있다면, 그리고 그들이 행복한 가정을 꾸릴 수 있다면 얼마나 좋을까?

***

지금 우리 아기는 엄마 뱃속의 넓은 집에 자리를 잡고 있어요.
키는 약 2mm, 몸무게는 1g쯤 돼요. 지금의 모습은
마치 아가미에 긴 꼬리가 달린 물고기 같답니다.

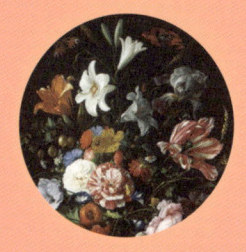

§

얀 다비츠 데 헴 Jan Davidsz. de Heem 1606~1684

얀 다비츠 데 헴은 1606년 네덜란드의 위트레흐트에서 태어나 처음에는 아버지에게서 그림을 배웠습니다. 1625년 라이덴으로 자리를 옮겨 다비드 바일리에게 수학한 뒤, 1635년 무렵에는 안트베르펜의 화가조합의 일원이 됩니다. 정물화에 뛰어난 재능을 보인 그는 꽃과 과일, 가재와 굴, 나비와 벌레, 돌과 금속, 조개껍데기에 이르기까지 모든 사물을 정확하게 묘사했으며, 반짝이는 색채의 조화를 통해 네덜란드 최고의 정물화가가 되었죠. 네덜란드뿐 아니라 플랑드르 회화에서 주요 작가 중 하나인 그의 정물화는 당시에 넘쳐나는 주문을 다 소화할 수 없을 정도로 아주 인기가 높았다고 합니다.

04주_얀 데 햄 〈꽃과 화병〉

봄의
왈츠

바야흐로 봄이다. 4월, 해마다 부활절이 지나고 나면 겨울의 찬 기운이 가시면서 따뜻한 봄기운이 대지에 넘실거린다. 우리가 결혼한 때도 딱 그런 때였다. 결혼식 며칠 전까지도 몸이 움츠러들었던 것 같은데, 그날은 상큼하게 내리쬐는 햇살이 따사로운 그런 싱그러운 봄날이었다.

며칠 전 우리의 결혼기념일, 일 때문에 늦는다던 남편이 생각보다 일찍 와서 분홍 장미꽃다발을 내밀었다.

"예쁘지? 맘에 들어?"

아주 예쁜 장미였다. 살짝 우울하려고 했던 마음이 싹 가시는 것 같았다. 하긴 무슨 때마다 근사한 레스토랑에 가서 꼭 칼 들고 썰어 줘야 하는 건 아니니까. 기억하고 서로 감사하면 되는 거지, 뭐. 고마워~.

남자들이 기념일에 으레 장미꽃을 사듯, 옛 사람들은 방을 꾸미는 소품으로 정물화를 애용했다. 사실 꽃을 그린 정물화는 어찌 보면 무척 평범해서 미술사에서도 큰 주목을 받지 못했다. 서양의 경우 예로부터 역사적인 사건이나 신화·성서의 이야기를 그린 그림들이 항상 1순위에 놓여 있어서, 풍경화나 정물화는 그저 집 안을 꾸미는 소품처럼 여겨져 큰 비중을 차지하지 못했다. 하지만 네덜란드의 경우는 좀 다르다. 청렴하고 부지런한 네덜란드 사람들은 어떤 장르의 그림에서든 정물을 함께 그려 넣어 인생의 교훈 같은 것을 환기하려고 했으니까.

나 역시 정물화에는 별 감흥을 못 느꼈었는데, 2006년 1월 네덜란드 헤이그에 있는 마우리츠하이스 미술관을 찾았을 때 생각지도 않게 꽃 그림 앞에서 발이 멈췄다. 인형의 집처럼 작지만 좋은 소장품들을 갖춘 것으로 유명한 그곳에서 한눈에 쏙 들어오는 정물화를 만난 것이다. 정물화로 유명한 17세기 화가 얀 다비츠 데 헴의 〈꽃과 화병〉이었다. 어쩌면 그렇게 꽃 한 송이 한 송이가 정말 그림 속에 있는 나비를 불러 모으는 것처럼 선명하게 반짝이는지. 어두운 배경을 바탕으로 하나하나 밝고 선명한 색채로 깊이감 있게 그려 넣은 꽃들이며 푸른색 화병에 반사되는 창문의 모습, 그리고 테이블 위에 그려진 사실감 넘치는 그림자까지. 마치 눈앞에 꽃병이 실제로 놓여 있는 듯한 착각마저 들 정도였다. 금방이라도 꽃들이 살랑거리며 인사할 것만 같았다.

그림은 언뜻 보기에도 온갖 종류의 꽃들이 화면을 가득 채우고 있다. 색색의 화려한 꽃들 사이에는 시들어 버린 장미도 있고, 백합, 마가렛, 나팔꽃, 나리꽃, 라넌큘러스 등 다양한 품종의 꽃들이 보인다. 정물화에서 꼭 빠지지 않는 줄무늬 튤립도 있다. 이 튤립은 꽃 중에서도 가장 비싼 것이었다. 지금은 네덜란드를 대표하는 튤립이지만, 원래는 16세기 말 지금의 터키 이스탄불에서 건너온 새로운 품종의 꽃이었다. 당시 네덜란드 사람들이 얼마나 튤립에 열광했는지 한때 튤립 투기 열풍이 불었을 정도인데, 더 나아가 다양한 품종의 튤립 구근을 키우는 것은 일종의 부와 교양의 과시였다고 한다. 그중 줄무늬 튤립은 꽃이나 인체에 무해한 어떤 바이러스에 감염되어 나타나는 우연의 산물이었으므로, 엄청난 가격에 거래되는 것은 당연한 일. 17세기 초반 웬만한 집 한 채 값에 해당했다고 한다.

네덜란드 정물화가 으레 그렇듯 꽃 정물도 상징적 의미를 가지고 있다. 고대부터 사랑의 상징이었던 장미는 이후 성모의 사랑으로 연결되고, 백합은 성모의 순결함을 의미한다. 카네이션은 그리스도의 상징이자 예수 수난의 상징이며, 네덜란드를 대표하는 꽃인 튤립은 명예와 부, 혹은 인생무상의 의미인 바니타스(Vanitas)로 읽힌다. 꽃

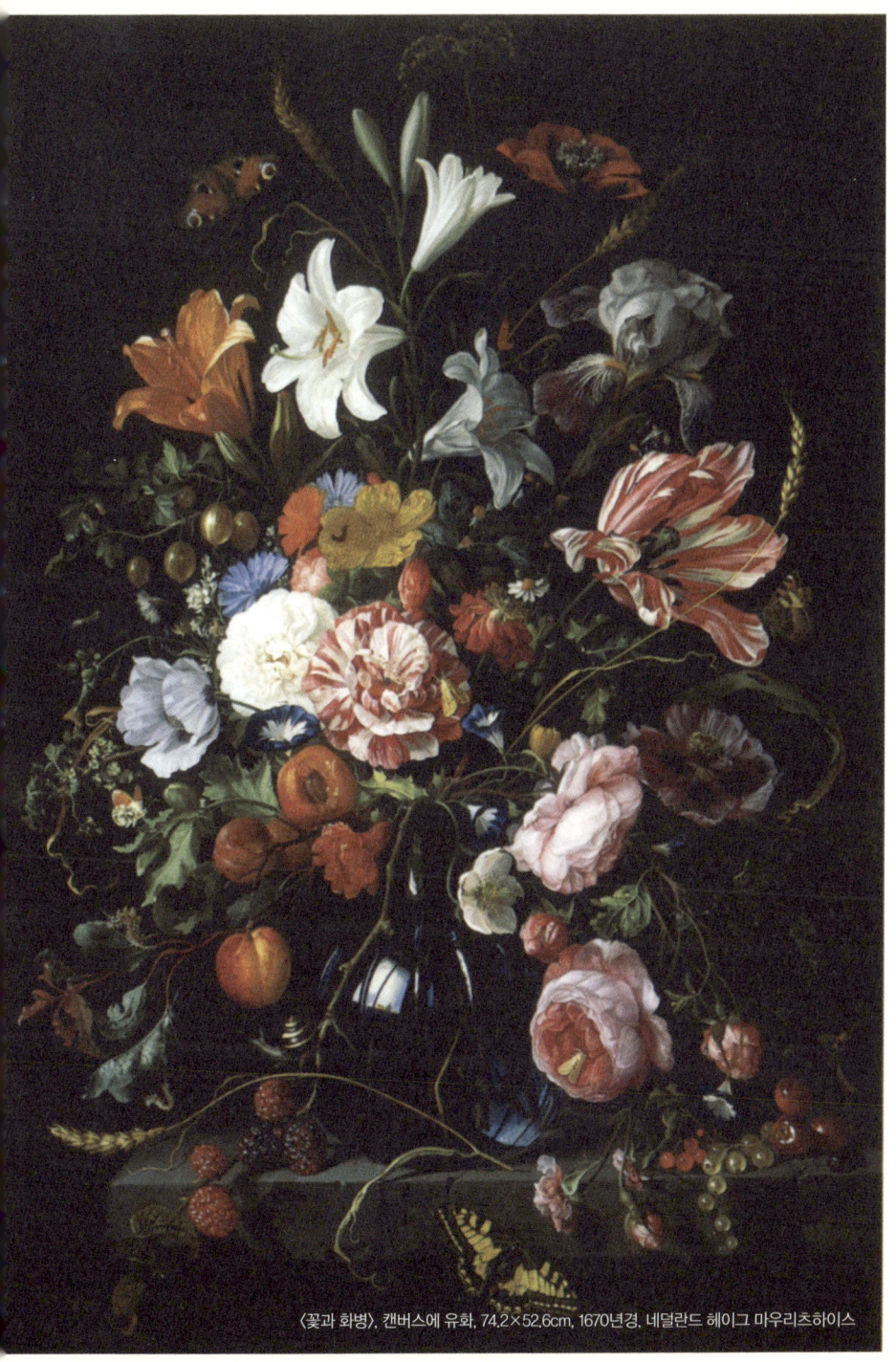

〈꽃과 화병〉, 캔버스에 유화, 74.2×52.6cm, 1670년경, 네덜란드 헤이그 마우리츠하이스

주변에 등장하는 나비는 죄와 부활을, 작은 벌레들은 미움이나 탐욕 같은 인간의 죄를 상징한다.

그림에서 보이는 살구, 산딸기, 체리처럼 우리 미각을 자극하는 과일 역시 바니타스와 연관해서 읽힌다. 왜냐하면 새콤달콤한 과일도 잠깐 피고 지는 꽃처럼 한때뿐이며, 시간이 조금만 지나도 금방 썩어 없어져 버릴 것들이기 때문이다. 또한 새콤달콤한 미각으로 우리를 유혹하는 과일은 인간이 본능적으로 추구하는 세속적인 쾌락을 상기시키기 때문에, 17세기 네덜란드 정물화에 등장하는 꽃과 과일은 우리에게 세속적인 즐거움을 좇지 말고 스스로 마음을 다잡고 살아갈 것을 요구한다. 이처럼 예쁘게 그려진 꽃 정물화 안에 인생무상 같은 보편적 진리에서부터 그리스도의 수난과 부활, 더 나아가 청렴하고 결백하게 살라는 종교적인 메시지까지 다 들어 있는 것이다. 어떤 그림에서든 인생 전체에 대한 교훈을 담아 내려 했던 네덜란드인의 특징은 이처럼 꽃 정물화에서도 드러난다.

꽃 정물은 특히 허무한 인생살이를 생각하게 한다. 꽃이란 게 원래 그렇지 않은가? 장미는 길어야 일주일이고, 가을 국화는 길어야 한 달이다. 활짝 핀 순간 그렇게 아름다웠던 꽃들도 얼마 지나지 않아 보기 흉하게 말라비틀어지고 사그라지고 마는 걸 보면, 우리 인생이 얼마나 빠르게 지나가는 찰나인가를 생각하게 된다.

그렇긴 해도 아름다운 꽃 정물화가 가진 본래의 의미는 생각 저편에 놓아두고 이렇게 상상해 보면 어떨까? 우리의 인생에는 다양한 꽃과 과일들로 대변되는 다채로운 것들이 펼쳐져 있다고. 시든 장미처럼 이지러진 부분도 있고, 왕비처럼 꼿꼿한 튤립과 백합처럼 멋들어진 부분도 있다고 말이다. 만약 내 삶이 이렇게 다양하고 흥미진진한 요소들로 채워져 있다면 난 참 행복한 사람일 것이다. 거기에는 사랑하는 가족과 즐겁게 매진할 수 있는 일, 좋은 친구들, 아름다운 자연 등 많은 것들이 포함될 수 있을 것이다.

우리가 그토록 기다리는 아기도 그렇지 않을까? 스물네 시간 365일 어쩔 줄 몰라 쩔쩔매며 아기를 돌보는 어려움이나 또 그 아기의 웃음이 안겨 주는 기쁨 말이다. 그 모든 걸 여유로운 마음으로 감사하게 받아들일 수 있기를 기도한다.

***

임신 후 이 맘 때면 엄마 뱃속에 양수가 생기면서 탯줄이
만들어진답니다. 아기는 이 탯줄을 통해 엄마에게서 영양분과
산소를 공급받지요. 그 영양분을 통해 이제 점차 각 기관이
형성될 거예요. 엄마는 미열이 느껴질 수도 있어요.

05주_샤갈 〈부부와 물고기〉

환 희,

또 다른

시 작

    계절의 여왕이라는 5월이다. 문득 고등학교 시절의 추억이 떠오른다. 당시에는 여학생들 사이에서 친구들끼리 다이어리를 돌려 가며 예쁘게 꾸미는 것이 큰 유행이었다. 감동적인 시를 적어 주기도 하고, 귀여운 그림을 그려 주기도 했다. 어찌나 재주 좋은 아이들이 많은지, 지금도 그 다이어리들을 그대로 가지고 있는데 지금 봐도 정말 예쁘다. 그 흔적의 주인공들은 지금 어디서 무얼 하는지.

    그때 나는 특이한 습관을 가지고 있었다. 다이어리의 시작을 5월부터 하는 것이다. 모든 사람이 1월에 새로운 결심을 하고 새해를 시작하는 것이 지루하다는 생각이 들어 나만의 1년을 가지기로 했던 것이다. 늘 평범하고 틀에 박힌 일상을 살았던 나였던지라 지금 생각해 보면 좀 뜻밖이긴 하지만, 아무튼 그래서 고등학교 3년 동안 내 다이어리는 5월부터 시작한다.

5월의 화사함, 싱그러움과 잘 어울리는 그림은 역시 샤갈의 작품이다. 최근 들어 예술이라고 하면 이지러지고 폭력적이고 비관적인 대상들을 나열하는 것이 일반화되었는데, 샤갈의 그림에는 그런 '삐딱한' 시선이 없어서 너무나 좋다. 그의 그림은 늘 넘칠 듯이 충만한 사랑으로 가득 차 있다. 영화 〈제5원소〉의 마지막 원소가 '사랑'이라는 결론에 많은 사람들이 새로울 것 없는 발상이라며 비웃었지만, 사실 우리 모두는 다른 이의 관심과 사랑에 늘 목말라하는 존재들 아닌가. 그리고 사랑은 실제로 많은 것을 치유한다.

샤갈의 〈부부와 물고기〉는 그가 그린 대부분의 그림처럼 한 쌍의 부부가 서로를 껴안고 하늘에 붕붕 떠 있는 모습이다. 소담스럽게 핀 노란색과 붉은색 꽃들이 그들 주변에 화환처럼 빙 둘러져 있다. 원색적인 꽃들에서 생명력 넘치는 사랑의 아우라가 마구 뿜어져 나오는 것만 같다. 샤갈에게 꽃은 곧 사랑, 낭만, 꿈 이 모든 것의 상징이었다. 그래서 그의 작품에는 여지없이 다양한 색채를 뿜어내는 꽃이 등장한다.

그 아래에서 부부를 올려다보고 있는 커다란 물고기는 뭔가 좋은 기운이라도 전해 주려는 걸까? 샤갈의 그림엔 염소, 말, 닭 같은 다양한 동물들이 등장한다. 이 그림 속 물고기 역시 그의 작품에 등장하는 여러 피조물 중 하나이기도 하지만, 동시에 예로부터 예수 그리스도의 상징으로 사용되었다. 독실한 유대인 공동체에서 자란 샤갈의 그림에 성서의 영향이 짙게 깔려 있는 것으로 보아, 그림 속 물고기는 부부의 사랑을 지켜 주고 튼실하게 해 주는 마음속 깊이 자리한 신앙의 힘일지도 모른다.

그의 그림에 늘 등장하는, 유년기를 보냈던 러시아 고향 마을을 연상시키는 집들과 동물, 그리고 서커스 인물들의 나열은 이 그림에서도 살짝 엿보인다. 바로 화면 왼편에 곡예하는 듯한 두 명의 인물이다. 또 그의 그림에는 늘 해와 달이 공존하며 나타난다. 일반적인 우리의 상식으로는 불가능한 일이겠지만 그가 꿈꾸는 새로운 메시아의 왕국에서는 모든 것이 가능하다. 서로 상반되는 요소들이 어울리고 하나 되는 그런 세계. 샤갈은 그런 세계를 꿈꾸고 믿었다.

그림 전체를 물들이는 빨강, 노랑, 파랑의 향연은 이 시기 샤갈의 작품에 두드러지게 나타나는 특징 중 하나다. 러시아와는 달리 따사로운 빛이 넘실대는 프랑스의 풍경은 샤갈의 마음에도 평화와 안정감을 선사했던 모양이다. 그래서인지 이 시기 샤갈이 그린 그림들에서는 러시아에서 활동하던 시기에 보였던 검은색을 더 이상 찾아보기

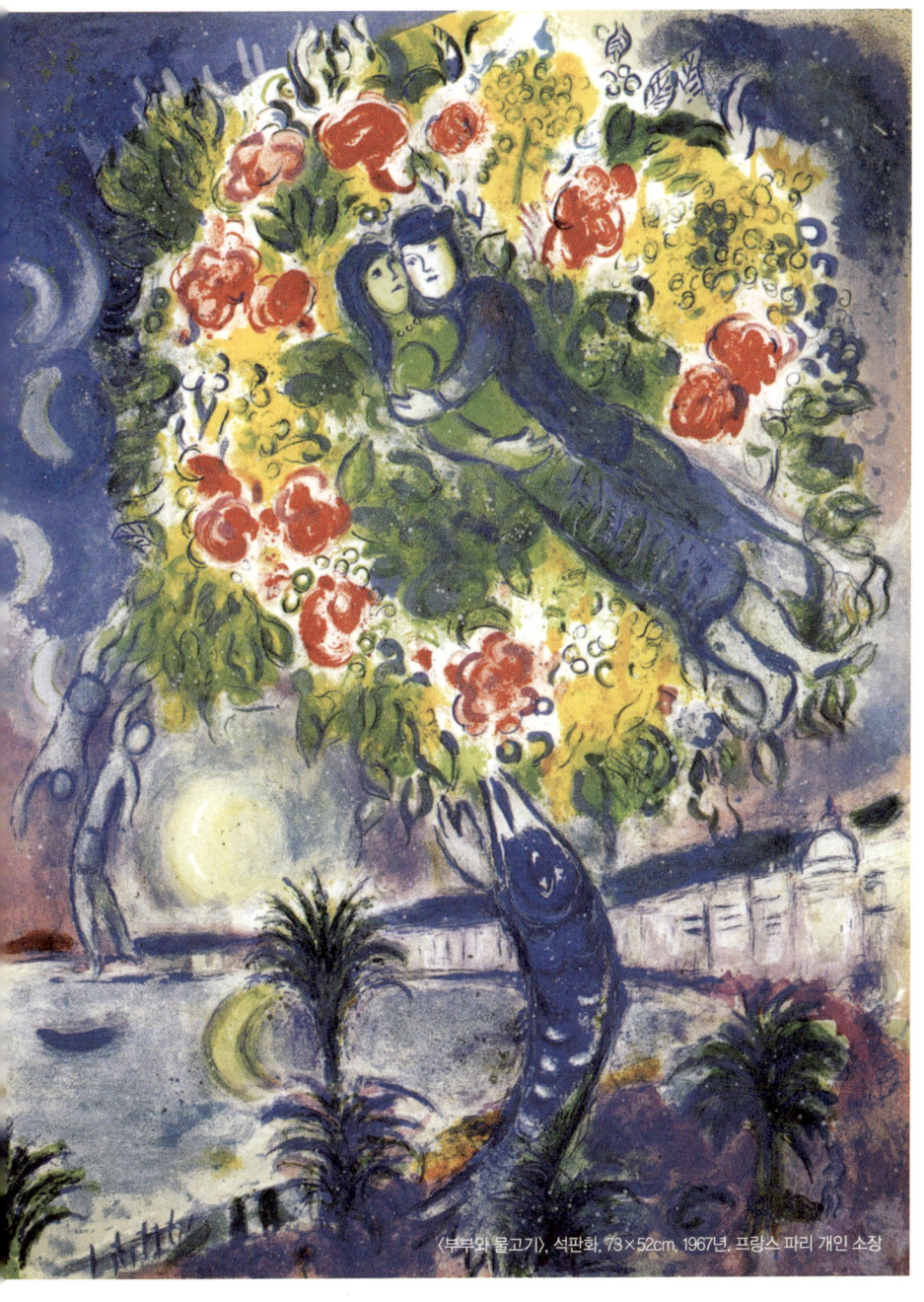

〈부부와 물고기〉, 석판화, 73×52cm, 1967년, 프랑스 파리 개인 소장

어렵다. 그림은 모두 원색적이고 밝고 환하다. 우리가 알고 있는 대부분의 샤갈의 그림에서는 각기 다른 시점에서 본 모습대로 사물을 해체하여 표현한 입체파, 사물 고유의 색이 아닌 화가의 직관적이고 임의적인 색채로 원색적으로 표현한 야수파의 흔적이 강하게 남아 있다. 그러면서도 신비롭고 몽환적인 분위기는 그만의 독특함이다. 꿈틀꿈틀한 생명력으로 넘치는 그의 그림들에는 삶에 대한 긍정적인 태도와 행복, 기쁨으로 가득한 작가의 마음이 그대로 담겨 있다.

사랑스러운 부부의 발아래 펼쳐진 풍경은 니스의 해안가다. 샤갈이 실제로 니스에서 멀지 않은 예술인 마을 생폴 드 방스에 살았기에 그의 그림에는 니스의 풍경이 자주 등장한다. 그 덕분에 지금의 니스에는 '국립 샤갈 성서 미술관'이 있다(공식 이름은 '국립 마르크 샤갈 성서 이야기 미술관'이다). 니스에 가면 꼭 들러야 할 만큼 좋은 작품이 많은 이 미술관은 샤갈이 그린 성서 주제 그림들을 한눈에 감상할 수 있는 곳이다.

샤갈의 〈부부와 물고기〉에서 느껴지는 환희와 행복, 그리고 감사가 오늘의 내 마음이다. 작년 여름부터 감기약조차 먹지 않으며(그렇게 감기를 달고 살았건만) 기도하면서 기다렸는데, 드디어 아기가 생긴 것이다! 주변을 둘러봐도 아기 때문에 고생하는 경우가 많아 '마음 편히 먹어야지' 하면서도 매달 월경을 할 때마다 우울해지곤 했는데…… 참 감사하다. 사실 며칠 전 임신 테스트에서 양성 반응이 나온 걸 보고도 남편과 나는 숨을 죽였다. 괜히 좋아했다가 실망할까 봐 덜컥 겁부터 나서 며칠 기다려 보자고, 아직 모르는 일이라며 조용히 시간이 가기만을 기다렸다. 그리고 이제 병원에 다녀와서야 정말이구나 싶었다. 아직 내 몸은 큰 변화를 못 느끼고 있지만, 내 속에 귀한 생명이 자리 잡은 게 분명하다. 그렇게 기다렸던 일인데도, 막상 임신이라니 기분이 참 묘하다.

아가야! 이렇게 찾아와 줘서 정말 고마워. 너를 기다리면서 한 생명이 생겨나는 것이 우리의 손에 달려 있지 않음을, 온 우주 가운데 존재하는 신의 뜻 안에 있음을 배우고 겸손해지는 귀한 시간이었단다. 반갑다, 아가야. 엄마의 열일곱, 열여덟 살 그때처럼, 올해는 5월부터 다시 시작하는 것 같구나. 모든 것이 새롭고 낯설게 보이고, 말로는 이 기분을 다 설명하기 힘들지 뭐니. 아가야, 우리 앞으로 잘해 보자. 네가 태어나면, 세상은 샤갈의 그림 속처럼 참 아름다운 곳이라는 걸 알려 주고 싶구나!

***

드디어 초음파로 아기의 모습을 확인할 수 있는 시기가 되었어요.
아기의 머리와 뼈, 근육이 형성되기 시작하죠. 엄마는 태아의 세포 분열을 적극 도와주는 엽산과 아연을 충분히 섭취하는 것이 좋아요.

행복한 태교 이야기 ②

태교 중의 으뜸, 음식태교

"먹는 것이 삼대 간다"는 말이 있습니다. 그러고 보면 태교 중 으뜸은 음식태교가 아닐까요? 음식은 임신부의 몸을 건강하게 해주고 정서를 안정시키며, 태아의 뇌와 몸을 키워 주는 가장 직접적인 요소입니다. 태어난 아기는 임신 중 엄마가 즐겨 먹던 음식을 좋아한다는 연구 결과도 나왔죠. 그만큼 임신 중 먹는 음식이 아이의 평생 식습관과 건강에 매우 중요한 역할을 합니다.

1. 골고루 잘 먹기

임신부의 식습관 중 가장 중요한 것은 골고루 잘 먹기입니다. 입덧으로 특정 음식을 먹지 못한다면 그로 인해 부족한 영양소를 다른 음식으로라도 꼭 대신해서 균형 잡힌 영양을 섭취해야 합니다. 간혹 뇌 발달에 좋다는 음식을 집중적으로 먹는 임신부가 있는데, 이는 엄마와 태아 모두에게 좋지 않습니다. 엄마의 편중된 음식 습관은 스트레스나 영양 불균형을 가져와 오히려 태아의 뇌 발달에도 나쁜 영향을 미칩니다.

2. 자연식과 제철음식이 최고

임신부는 가급적 친환경 재료로 만든 자연식과 제철음식을 먹고, 나트륨과 칼로리만 높고 영양성분은 부족한 인스턴트 식품을 피하는 것이 좋습니다. 이는 음식태교의 기본 중의 기본이라 할 수 있죠. 김치나 젓갈 등도 염분이 많으니 너무 많이 먹지 않습니다. 엄마에게는 괜찮은 양이라고 생각되어도 몸집이 아주 작은 태아에게는 치명적인 양일 수 있음을 명심합니다.

3. 저염분, 저칼로리, 고단백

임신부는 항상 저염분, 저칼로리, 고단백의 3대 영양 조건을 고려해야 합니다. 과식을 하거나 너무 짜게 먹으면 부종, 고혈압, 당뇨 같은 질병에 걸릴 수 있으니 조심하세요.

4. 탄수화물은 정제되지 않은 것으로

탄수화물은 뇌와 몸에 에너지를 공급해 주는 기본 영양소죠. 탄수화물을 섭취할 때에는 비타민, 섬유질, 미네랄을 함께 먹으면 좋은데, 이러한 영양소는 곡류의 껍질과 씨눈에 풍부합니다. 따라서 흰빵이나 흰쌀밥 대신 호밀빵이나 현미밥, 보리밥, 콩류 등을 먹습니다. 또 정제된 흰설탕이 들어간 과자나 탄산음료도 피합니다.

5. 단백질은 식물성 단백질이 좋아요

단백질은 태반과 태아의 몸, 즉 장기, 머리카락, 피부, 혈액, 호르몬 등을 만드는 데 중요한 역할을 합니다. 소고기는 우리 몸에서 단백질로 이용되는 비율이 높지만 도축 과정의 스트레스나 항생제 사료 등을 생각하면 육류보다는 콩이나 두부 같은 식물성 단백질과 생선의 단백질이 더 좋습니다. 곡물에도 단백질이 들어 있는데, 특히 껍질에 많으므로 가급적 백미보다는 현미, 잡곡 등을 먹습니다.

6. 지방은 산화되지 않도록

육류의 지방보다는 가급적 올리브유, 카놀라유 등의 기름과 아몬드, 호두 등의 견과류에 들어 있는 지방을 섭취합니다. 특히 태아의 두뇌 발달을 돕는 오메가-3는 꼭 섭취해야 하는 필수지방인데, 참치, 연어, 고등어 같은 등푸른생선이나 들기름, 올리브유, 호두, 포도씨유, 카놀라유 등에 많습니다. 그런데 지방이 산화되면 독성을 띠므로 가급적 공기 중에 노출되지 않도록 하여 신선한 상태를 유지하는 게 중요합니다. 호두를 예로 들면 껍질이 있는 것으로 구입해 먹는 것이 더 좋겠죠.

7. 임신 초기에는 엽산을 잊지 마세요

임신 사실을 알리면 주변에서 가장 먼저 엽산을 먹으라고 권합니다. 비타민의 일종인 엽산이 태아 신경관 결손의 발생을 감소시켜 주는 효과가 있기 때문이죠. 엽산이 부족하면 태아의 뇌와 척수 발달에 나쁜 영향을 미치며, 기형아를 비롯해 여러 질환이 나타날 수 있습니다. 엽산은 딸기, 시금치, 양배추, 견과류 등에 많으며, 산부인과에서는 엽산보충제를 권하기도 합니다. 그런데 태아 신경계 등 모든 장기의 발생은 임신 12주까지 완료되므로, 가임기 여성들은 임신을 계획할 때부터 엽산 복용을 시작해서 임신 후 3개월까지 복용을 권합니다.

8. 철분은 평소보다 2배로, 비타민 C와 함께

철분은 엄마와 태아의 혈액을 만드는 데 꼭 필요합니다. 혈액이 흐르면서 우리 몸 구석구석에 산소와 영양소를 공급하는데, 만약 혈액의 주성분인 물과 철분이 부족하면 엄마가 빈혈에 걸리면서 태아는 순환계 장애 등 성장에 위협을 받습니다. 임신 중에는 평소보다 2배 가까운 철분을 섭취해야 하므로 부족할 경우 의사와 상의해서 철분제를 복용하세요. 철분제는 임신 20주 이후, 즉 임신 중기부터 복용을 권합니다. 철분제는 공복에 먹고 우유나 녹차, 커피와 함께 먹지 않습니다. 비타민 C가 철분 흡수를 도와주므로 함께 섭취하면 좋습니다.

9. 칼슘 섭취와 운동

칼슘은 태아의 뼈와 치아를 튼튼하게 하고 심장박동과 신경 안정 등에 기여하면서 태아의 성장을 촉진합니다. 칼슘은 말린 새우나 멸치, 다시마 등에 많이 들어 있습니다. 또 칼슘을 제대로 섭취해도 몸속에 흡수가 안 되면 무용지물이므로 칼슘의 흡수를 도와주는 비타민 D가 부족해지지 않도록 합니다. 비타민 D는 햇볕을 충분히 쬐는 것만으로도 충분하므로 평소 산책 등 가벼운 야외 운동을 꾸준히 합니다.

10. 비타민 C로 스트레스를 날리자

비타민 C는 항산화 작용과 스트레스 극복에 많은 역할을 합니다. 태교의 최대 적은 스트레스라고 해도 과언이 아니므로, 임신 기간 중 각종 채소와 과일을 꾸준히 먹으면서 비타민 C가 부족하지 않도록 합니다. 참고로 설탕을 섭취해 분해하는 과정에서 비타민이나 미네랄의 손실이 일어나므로 임신부는 가급적 설탕이 들어간 음식을 피합니다.

11. 섬유질로 변비 예방

섬유질은 몸속의 중성지방과 중금속에 흡착하여 이들을 배출하는 역할을 합니다. 또한 변비와 치질을 예방하면서 몸무게를 관리하고 당뇨, 대장암 등을 예방하는 효과도 있습니다. 통곡물이나 콩류, 사과 · 바나나 같은 과일, 미역 · 다시마 같은 해조류에 많이 들어 있습니다.

행복한 태교 이야기 ③

뇌태교와 오감태교

"똑똑한 아이를 낳기 위해서는 어떤 태교가 필요할까요?"
"음악적 재능이나 언어 능력을 타고나려면 어떻게 해야 할까요?"

요즘 부모들은 이런 질문에 대한 해답을 우리의 몸과 마음을 관장하는 '뇌'에서 찾고 있습니다. 그래서 태아의 뇌세포를 발달시키는 '뇌태교'가 인기를 끌고 있죠. 실제로 태아의 뇌는 임신 1개월 후 거의 형성되며, 사람의 뇌 신경세포는 대부분 임신 5개월 안에 만들어집니다.

다중지능 이론을 창시한 하버드대학 가드너 박사는 "아기들은 태어날 때부터 천재지능을 가지고 태어난다"고 했습니다. 가드너 박사에 따르면 신생아는 약 1,000억 개의 뇌세포를 가지고 태어나는데, 뇌세포의 70퍼센트는 태내에서 만들어진다고 합니다. 하지만 3세가 지나면 쓰지 않는 뇌세포는 더 이상 자라지 않아 가지치기를 당하게 된다고 하죠.

그러면 이렇듯 타고난 천재지능을 위한 뇌태교는 어떻게 해야 할까요? 결론적으로 그 해답은 '엄마의 태내 환경'에 있습니다. 즉 엄마의 균형 잡힌 영양 섭취와 건강한 몸 상태, 밝고 긍정적인 마음이 뇌태교의 열쇠죠. 이를 위해 엄마는 잘 먹고, 푹 자고, 스트레스를 줄이고, 규칙적으로 운동해야 합니다. 가급적 자연 속에서 좋은 공기를 마시는 것도 중요하고요.

여기에 하나 더, '오감태교'가 중요합니다. 엄마가 태아의 오감을 적절히 자극하면 태아 뇌의 신경세포가 연결되면서 뇌가 발달하게 됩니다. 주의할 점은 너무 과도한 오감의 자극은 태아에게 스트레스로 작용해 오히려 뇌 발달을 늦출 수 있으므로 자제해야 합니다. 이렇게 만들어진 태내 환경과 더불어 태아와 엄마가 행복한 감정을 교감한다면 이것이 바로 최고의 뇌태교법입니다.

그러므로 뇌태교라는 것이 태아의 뇌를 발달시켜 어떤 '능력'을 만드는 하나의 특별한 방법이라기보다, 아이의 몸과 마음이 평생 '건강'하게 자랄 수 있도록 기본 바탕을 마련해 주는 일이라는 것을 알아야 합니다. 즉 뇌태교 방법이 따로 있는 것이 아니라 음식태교, 자연태교, 운동태교, 태담태교, 음악태교, 명화태교 등 우리가 아는 다양한 태교법 안에 이미 담겨 있다고 볼 수 있습니다. 다양한 분야에서 이루어지는 종합선물세트 같은 태교가 바로 뇌태교인 셈이죠.

the First theme

"기쁨은 감사를,
감사는 기쁨을"

– 엄마의 태교 편지 I_임신 6주~25주

06주_작가 미상 〈꽃을 따는 여인〉

꽃의
여신

아가야, 안녕! 오늘은 엄마가 네게 꽃 이야기를 들려주려고 해. 너, 그거 아니? 엄마가 인터넷에서 사용하는 여러 애칭 중 하나가 '플로라'라는 걸. 고대 그리스·로마 신화에 나오는 꽃의 여신 플로라에서 따온 이름이야. 엄마가 이 이름을 고른 이유는 그 뜻이 주는 아름다움과 우아함도 있지만, 입으로 소리 내어 발음할 때의 상큼한 느낌 때문이란다. 마치 이름에서 꽃향기가 나는 것 같기도 하고 말이야.

옛날에 로마라는 나라가 있었는데, 지금도 이탈리아 로마라는 도시에 가면 그 옛날에 만들어진 길이나 수도 시설들이 그대로 남아 있을 정도로 기술적으로나 문화적으로 매우 뛰어난 나라였단다. 그리고 그때 만들어진 재미있는 신들의 이야기도 많이 전해지고 있지. 그중에서 꽃의 여신 플로라 얘기를 해 줄게.

아주 옛날에 클로리스라는 요정(님프)이 살았어. 들판에서 뛰놀며 자유롭게 살던 클로리스를 보고 어느 날 서풍(西風)의 신 제피로스가 그 아름다움에 반해, 강제로 데리고 가서는 자신의 사랑을 받아 달라고 애원했지 뭐야. 그러고는 클로리스의 마음을 얻기 위해 꽃에 대한 지배권을 줬다는구나. 요정 클로리스는 제피로스와 결혼한 후에 꽃의 여신이 되었지. 그리고 이때부터 남자들이 여자에게 사랑을 고백할 때 꽃을 바치는 풍습이 생겨났다고 해.

그리스 신화에 등장하는 꽃의 여신 클로리스가 로마 시대에 와서는 플로라라는 이름을 갖게 되었는데, 기쁨과 행복을 가져다주는 꽃의 여신 플로라는 많은 이들의 사랑을 받았어. 화가들 역시 예술적 감흥을 불러일으키는 플로라를 즐겨 그렸으니까. 그래서 고대 로마에서는 해마다 봄이 되면 플로라를 위한 축제를 벌이며 즐거운 마음으로 싱그러운 봄을 맞이했다고 해. 어때? 제법 근사한 이야기지?

그런데 로마 시대에는 방을 장식할 때, 오늘날처럼 액자에 그림을 넣어서 벽에 건 게 아니라 벽에다가 직접 그림을 그렸대. 무슨 말이냐면, 식사를 하는 공간에는 맛있는 음식과 먹음직스러운 과일, 예쁜 그릇을 잔뜩 그렸고, 침실이나 다른 방에는 창문 너머의 풍경처럼 마음을 평화롭게 하는 그림이나 유명한 신들의 이야기를 그려 놓았다는 거야. 마치 우리가 예쁜 벽지를 붙이는 것과 같은 효과였지.

뛰어난 화가들이 한참동안 벽에 매달려 그림을 그려야 했으니 보통 사람들은 그 엄청난 비용 때문에 엄두도 낼 수 없는 일이었을 거야. 보통 이런 벽화는 오랫동안 프레스코 기법으로 그려졌단다. 프레스코(fresco)는 '신선한(fresh)'이란 뜻인데, 돌가루와 물을 섞어 반죽한 석회를 벽면에 바르고 물에 안료를 섞어서 벽면이 마르기 전에 빠르게 그림을 그려 완성하는 기법이거든. 이후에는 다른 재료들을 섞어서 벽면을 수정하는 기법도 등장하고, 모자이크화가 나타나서 이런 수고로움을 대신하긴 했지만 말이야.

이런 벽화 중에서 가장 유명한 그림을 들자면 이탈리아 로마의 성 베드로 대성당 안에 있는 시스티나 채플에 그려진 그림일 거야. 르네상스의 대가 미켈란젤로가 그린 〈최후의 심판〉과 천장 벽화는 정말이지 어마어마한 규모의 멋진 작품이지. 예순이 넘은 화가가 이런 기법으로 그런 대작을 그렸다는 게 정말 너무나 놀라워. 프레스코 기법은 그림을 그리기는 어렵지만 벽면이 마르면서 그 안의 안료가 함께 굳기 때문에 수명이 아주 길다는 게 장점이란다. 나중에 우리 아가랑 같이 볼 기회가 있을까?

그러면 〈꽃을 따는 여인〉이란 제목의 이 그림은 어느 방에 있었을

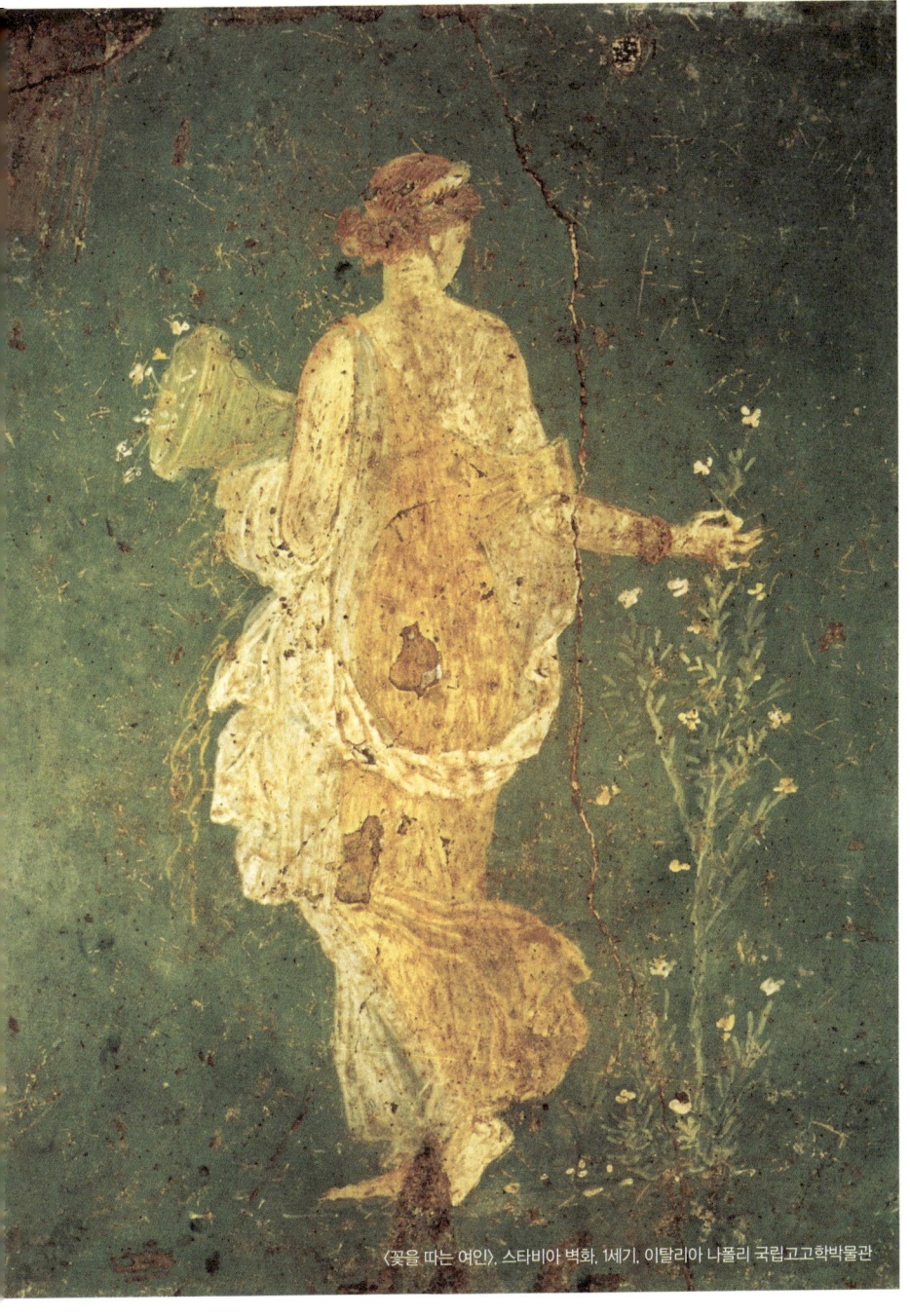

〈꽃을 따는 여인〉, 스타비아 벽화, 1세기, 이탈리아 나폴리 국립고고학박물관

까? 세련된 안주인의 파우더 룸? 아니면 예쁜 딸아이의 방? 1세기 무렵 그려진 것으로 짐작되는 이 벽화는 현재는 그림 부분만 떼어져서, 이탈리아 남부 도시 나폴리의 국립고고학박물관에 전시되어 있단다. 아주 오래 전, 이탈리아 남서부에 위치한 베수비오 산에 화산 폭발이 일어나면서 폼페이라는 도시가 다 묻혀 버리게 되었어. 나중에 그곳을 발굴하면서 보니 건물의 안과 밖, 복도, 광장, 학교 할 것 없이 도시 전체에 이런 벽화들이 가득했다는구나. 그중 스타비아 거리에서 발굴된 그림 가운데 하나가 바로 이 그림이란다. 꽃과 함께 등장하는 여인의 우아한 자태가 멋져서 많은 사람들이 생각했지. 그림 속 이 여인은 혹시 플로라가 아닐까, 하고 말이야.

연한 쑥색의 바탕색이 맑은 봄 향기를 전해 주는 듯 예쁘구나. 그 속에 고전적인 디자인의 흘러내리는 옷을 걸친 여인의 뒷모습이 참 우아하지? 바람에 휘날리는지 너풀거리는 옷자락이 그녀가 지금 막 걸어가고 있는 듯한 착각을 불러일으키는 것 같아. 지금으로부터 2천 년 전의 작품인데도 무엇 하나 어색하거나 낯설지가 않고 자연스럽지 않니?

유명한 미술사가 곰브리치는 이 여인이 현실 속 여인이 아니라 사계절의 여신이라고 했는데, 엄마 생각엔 조금 이상한 것 같아. 계절의 여신이라면 여러 가지 곡식이나 열매를 손에 쥐고 있어야 할 것 같은데 말이야. 마치 여유롭게 산책을 즐기면서 꽃을 하나씩 따서 담고 있는 듯한 여인의 모습은 아무리 생각해도 꽃의 여신이 더 어울리는 것 같아.

오른쪽 발은 땅에 내딛고 왼쪽 발은 그 뒤에 살짝 갖다 댄 채 멈춰 선 아리따운 여인은 꽃을 따는 모양이야. 꽃을 향해 새하얀 엄지손가락과 집게손가락을 모아 힘을 주고 있는 게 보이지? 그러고는 품에 안고 있는 화병에 담으려는 것 같지 않니? 사실 엄마는 '그녀가 씨앗을 뿌리자 꽃이 막 피어난다!' 이런 설정이면 더 좋았을걸 하는 아쉬움도 살짝 든단다. 모든 꽃과 식물에 기운을 불어넣어 아름답게 피어나게 하는 꽃의 여신 플로라를 떠올리며 말이지.

아가야! 싱그러운 봄 햇살처럼 찾아온 우리 아가. 봄 햇살을 닮아 건강하고 예쁘게 자랐으면 좋겠다. 그래서 엄마 아빠는 너를 '봄'이라고 부르기로 했단다(물론 너는 겨울에 태어나겠지만 말이야). 마음에 드니? 겨울을 지나 새로운 잎사귀가 돋고 꽃이 피어나는 싱그러운 봄. 생각만 해도 기분 좋아지는 계절이잖니. 네가 세상에 나와서 그림 속 플로라처럼 꽃밭을 사뿐사뿐 거닐며 꽃향기를 맡게 될 날을 상상해본다. 어때? 우리 봄이도 기대되지 않니?

***
지금 우리 아기는 몸을 구성하는 중요한 장기들이 발달하는 시기입니다. 아기는 심장 박동을 시작하고, 이를 통해 온몸에 혈액을 보내게 되지요. 엄마는 계속되는 미열과 감기 기운이 느껴질 수도 있어요. 비타민 C가 많은 과일을 챙겨 드세요.

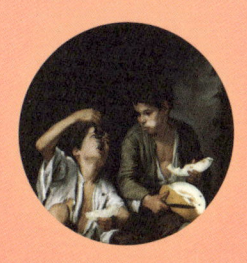

바르톨로메 에스테반 무리요
Bartolomé Esteban Murillo 1618~1682

무리요는 1618년 스페인 세비야에서 열네 명이나 되는 대가족의 막내로 태어났습니다. 무리요의 초기 작품은 강한 명암 대비와 종교색 짙은 작품으로 유명한 프란시스코 데 수르바란, 주세페 데 리베라, 알론소 카노의 영향을 많이 받아 어둡고 다소 거친 느낌이었죠. 그러나 이후에는 부유층의 입맛에 맞는 세련되고 정돈된 양식을 선보였습니다. 그는 스물여섯이 되던 1642년 마드리드로 자리를 옮겨 벨라스케스를 비롯한 베네치아·플랑드르 화파의 대가들의 작품을 접하고, 덕분에 이전보다 더욱 풍부한 색채와 부드럽게 마감된 형태를 선보이게 됩니다. 고향인 세비야에서 종교화로 명성이 높았던 무리요는 마드리드에 미술 아카데미를 세우기도 했습니다.

07주_무리요 〈포도와 멜론 먹는 아이들〉

소박한

사람들

아가야, 어쩜 너는 그렇게 책에 적혀 있는 것과 똑같은 반응을 보이니? 정말 생명의 신비란 건 대단하구나. 엄마가 드디어 입덧을 시작했단다. 어휴, 전방 몇 백 미터인지 알 수 없는 곳에서부터 온갖 냄새가 날아와 코끝에 착 달라붙는 느낌이야. 문제는 대체로 그 냄새가 역하다는 거지(하지만 주변 사람들에게 물어보면 아무 냄새도 안 난다고 해). 기름기 있는 음식이나 고기 냄새는 맡고 싶지도 않고, 지나가다 고깃집 간판만 봐도 속이 울렁거린다니까. 속이 계속 메슥메슥하니 자꾸 매콤하고 시원한 음식만 찾게 되고, 잘 먹고도 토하기 일쑤고, 뭘 먹을 때마다 불안하기도 하고. 병원에서는 아기가 잘 자리 잡고 있다는 뜻이니 긍정적으로 받아들이라고 하네. 봄이야, 네가 잘 있다는 뜻이라니 엄마가 기쁜 마음으로 더 힘내야겠지?

어제는 달콤하고 시원한 수박을 맛있게 먹었는데, 먹고 나자 속이 울렁거리기 시작했어. 수박의 담담한 맛이 입 안에 남아서 그랬던 모양이야. 수박은 물이라서 많이 먹어도 좋다며 자꾸만 권했던 네 아빠는 "과일은 많이 먹어도 괜찮을 텐데, 그게 아닌가 보네."라며 미안해했지. 하긴 엄마는 원래 수박을 좋아하는 편은 아니었어. 엄마의 취향을 닮은 모양이지? 신기한 녀석.

입덧으로 고생하는 바람에 과일조차 가려 먹는 엄마와 달리 그림 속 녀석들은 우적우적 잘도 먹는구나. 무리요의 〈포도와 멜론 먹는 아이들〉이라는 그림이란다. 두 사내아이가 어딘가에 아무렇게나 주저앉아서 포도와 멜론을 열심히 먹고 있어. 바구니에 가득 담긴 포도를 송이째 꺼내 입으로 집어넣는 아이와 커다란 멜론을 칼로 쓱 쪼개서 입 안 가득 넣어 우물거리는 아이가 서로를 바라보고 있는 이 장면은 엄마를 웃음 짓게 한단다. 봄이의 할머니 할아버지들이 어릴 적 했다던 수박 서리 같은 걸 한 걸까? 이 귀여운 장난꾸러기들! 그런데 어딜 그렇게 다녔는지 새까매진 아이들의 맨발을 보고 있자니 안쓰럽다는 생각도 드는구나. 아마 온종일 먹지도 못하고 배고파 하다가 이제야 주린 배를 채우나 보다.

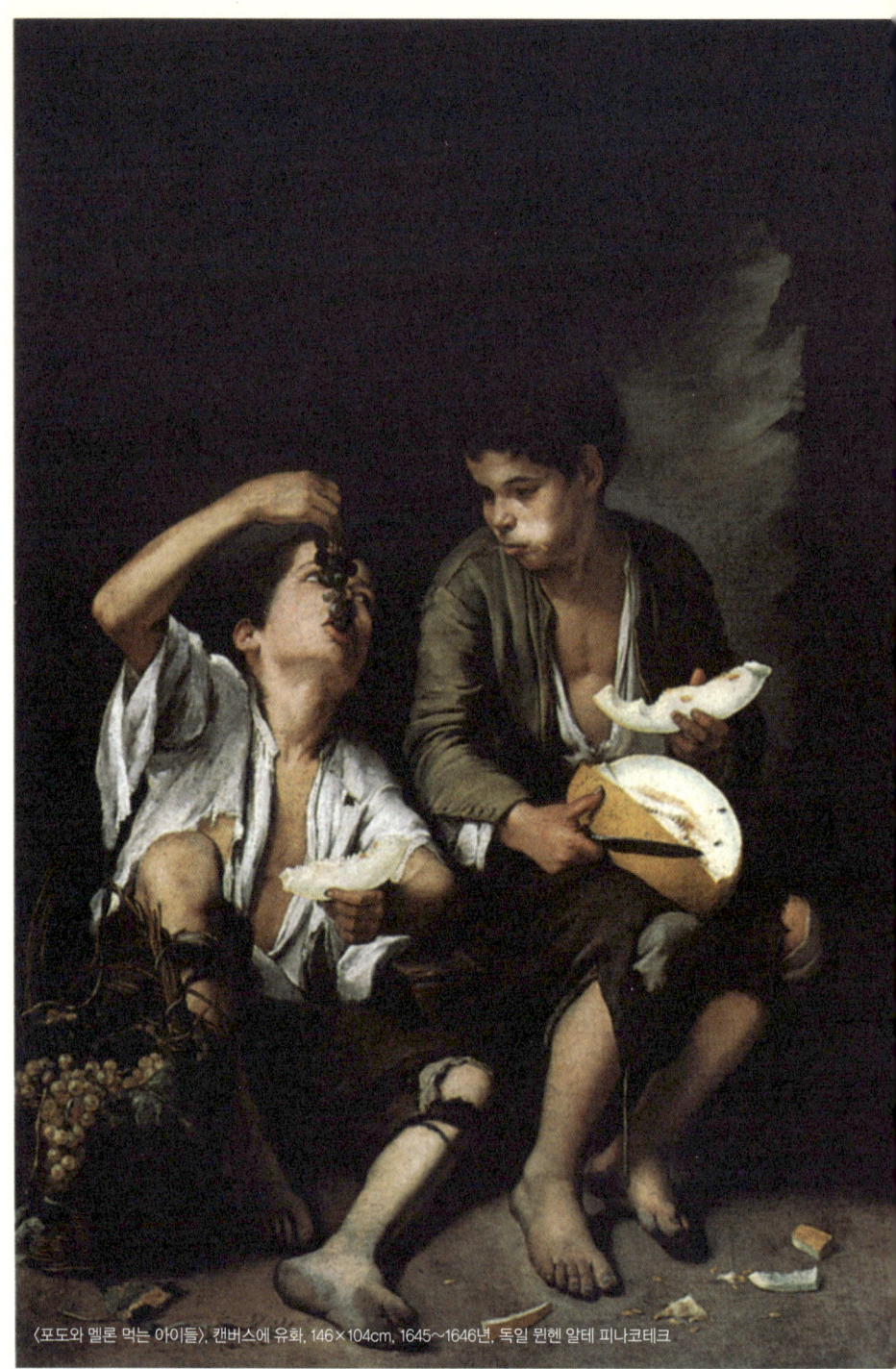

〈포도와 멜론 먹는 아이들〉, 캔버스에 유화, 146×104cm, 1645~1646년, 독일 뮌헨 알테 피나코테크

그림 속 대상을 사실적으로 정확하고 세밀하게 묘사하면서도 어딘지 모르게 현실의 우리와는 사뭇 달라 보이게 묘사하는 데 뛰어났던 무리요는 원래 종교화로 많은 인기를 누린 화가였단다. 그는 종교화의 인물들을 마치 우리 주변의 보통 사람들인 것마냥 실감나게 표현하면서도, 그들의 생김새며 표정이며 옷자락 등을 완전무결해 보이도록 이상적으로 그려 넣어서 우리와는 다른 세계의 존재들임을 상기시켰지. 또 그는 여러 종교 단체의 후원을 받을 정도로 영향력이 큰 17세기 스페인 최고의 화가였어. 성모 마리아의 아기 예수 잉태를 주제로 그린 〈성모 수태〉, 아기 예수와 그 가족을 그린 〈성 가족〉 같은 그림이 그중 아주 유명하단다. 그의 그림을 보고 있으면 하나같이 마치 눈앞에 성서의 인물들이 있는 것처럼 너무나 사실적이어서, 나도 모르게 경건한 마음이 들 정도야.

하지만 엄마는 오히려 거리의 아이들을 그린 이런 그림이 더 좋아. 현실의 친숙한 모습을 보는 것 같아서 말이야. 그러고 보니 무리요가 그 시대에 살았던 꽃 파는 소녀와 아이들, 거지 등의 모습을 그린 사실적인 그림들은 당시의 일상적인 풍경을 그대로 보여 주는 기록사진 역할도 하는 셈이네. 어두운 배경을 뒤로 하고 우리 앞에 앉아 있는 이 사내아이 둘 역시 그래. 위풍당당하게 꾸미고 정면으로 우리를 응시하는 그 어떤 유명인의 초상화보다 극적이고 친근하고 사랑스럽구나.

무리요가 즐겨 그렸던 성모 주제에서는 따스한 색감이 주조를 이루면서 형태는 부드럽고 우아한 느낌을 주는데, 오늘 우리가 보는 그림처럼 거리의 아이들을 그린 그림들에서는 좀더 객관적이고 날카롭게 대상을 바라보는 작가의 시선이 느껴져. 어둡게 표현된 배경 속에 앉아 있는 두 아이의 모습은 거리 한 귀퉁이의 사실적인 표현일 수도 있지만, 또 한편으로는 당시 이런 풍경에 별다른 주의를 기울이지 않고 지나치던 사람들에게 관심을 요구하는 듯한 느낌도 주지. 마치 무대 위에 조명을 비추는 것처럼 말이야. 아이들의 낡은 셔츠에 비쳐진 빛의 하이라이트가 더욱 더 그런 느낌을 준다. 그러면서도 우리에게 웃음을 주지. 정신없이 과일을 집어 삼키는 아이들의 천진난만한 표정 때문이겠지만.

봄이야! 엄마 아빠는 결혼 전부터 아이에 대한 이야기를 많이 했단다. 물론 널 기다리면서 그런 생각들을 더 구체적으로 하고 있지. 엄마는 입덧 때문에 이 그림을 들여다보게 됐지만, 봄이한테는 좀 다른 이야기를 하고 싶구나! 엄마는 최고의 화가이면서도 이런 거리 풍경을 소중하게 담아 낼 줄 알았던 화가 무리요처럼, 그리고 그림 속 아이들처럼 네가 소박하고 털털한, 인간미 있는 사람이 되길 바란단다. 사람의 외모를 보고 판단하거나, 지나치게 깔끔 떨면서 상대방을 이상하게 바라보거나 하는 그런 이기적이고 자기중심적인 사람이 아니면 좋겠어. 정도의 차이일 뿐이지, 우리는 모두 불완전하고 연약한 존재들이거든.

사실 이렇게 말하는 엄마야말로 이기적인 마음에 널 보호하려고만 들지 않을지, 막상 네가 친구들을 사귀고 가치관을 형성하는 시기에 엄마가 편협하지 않은 시각으로 네게 도움을 줄 수 있을지 걱정이구나. 어쩌면 그래서 이런 이야기를 미리 해 두는 건지도 몰라. 언제 우리 아가랑 이런 대화를 해 보려나? 한참 먼 훗날의 일처럼 느껴진다. 그래도 언젠가는 그 날이 오겠지.

그럼, 오늘도 건강하고 좋은 하루 되렴.

***

이제 아기는 머리와 몸체, 팔다리의 모습이 구별됩니다.
키 2~3cm, 몸무게 4g 정도의 아기는 마치 동화 속 요정 같지요.
엄마는 쉽게 나른해지거나 입덧이 시작되어 속이 불편할 수도 있어요.
아기가 잘 자리 잡고 있다는 신호니까 조금만 힘내세요!

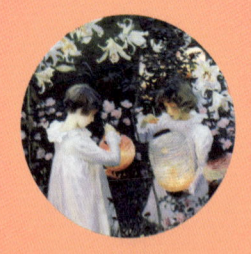

§

존 싱어 사전트 John Singer Sargent 1856~1925

존 싱어 사전트는 1856년 이탈리아 피렌체에서 태어났습니다. 미국인이었지만 어린 시절부터 유럽 여러 나라들을 돌며 생활한 덕분에 다양한 예술적 안목을 키울 수 있었습니다. 미국 필라델피아에서 안과 의사를 했던 아버지는 의학적인 신체 묘사에 뛰어났고, 어머니는 훌륭한 아마추어 화가였습니다. 어머니는 어릴 적부터 사전트에게 스케치북을 주며 그림을 그리도록 했다고 해요. 불어와 이탈리아어, 독어에 능숙했던 사전트는 1874년 프랑스 파리의 에콜 데 보자르에 입학하여 그곳에서 본격적인 그림 공부를 시작합니다. 이 시기 드가, 휘슬러, 모네, 로댕 같은 작가들과 교류하게 되지요. 사전트는 초기에는 풍경화를 많이 그렸지만, 이후 대담하고 힘찬 붓질과 화려한 색채, 자연스러운 순간 포착 등 뛰어난 그림 솜씨와 완벽한 불어 실력으로 주목을 받아 크게 성공한 작가가 됩니다.

08주_사전트 〈카네이션, 백합, 백합, 장미〉

꿈의
정원

봄이야! 안녕. 잘 있니? 어느새 5월 말. 벌써 두 달이 지났어. 지난 주부터 시작된 입덧 때문에 많이 지치기도 하고 의욕도 상실하고 그래서 힘들었는데, 의사 선생님은 정상적으로 봄이가 자리를 잡아 가는 것이라고 감사해야 한대. 그래서 감사하다. 사방에서 밀려드는 정체를 알 수 없는 온갖 냄새들과 씨름하며 네가 있음을 실감하는 거니까. 그래도 너무 오랫동안 엄마 괴롭히지는 않을 거지?^^

사전트의 그림을 처음 본 것은 템스 강이 내려다보이는 영국 런던의 테이트 갤러리에서였어. 영국의 미술만을 소개하는 이곳은 이들의 자존심인 터너의 그림을 대거 전시한 것으로 유명하지. 엄마 역시 이곳에 가면 터너의 그림과 19세기를 풍미한 라파엘 전파의 그림을 볼 수 있을 거라고 기대했었어. 아, 터너는 빛과 대기, 색채를 아주 낭만적으로 버무린 풍경화를 그렸던 영국 화가이고, 라파엘 전파는 르네상스 이전 미술의 단순하고 진실한 미술로 돌아가자는 의미에서 영국의 몇몇 화가들이 모인 화파를 뜻해.

그래서 미술관 안에 들어서자마자 라파엘 전파의 그림이 있는 방으로 향했지. 뭔가 꿈꾸는 듯하기도 하고 신비롭기도 한 라파엘 전파의 대표주자인 로세티, 밀레이 등의 유명한 그림들을 보려고 말이야. 그런데 막상 그 방에서 눈에 쏙 들어오는 그림은 따로 있었어. 꽃 속에 둘러싸인 두 소녀가 매우 장식적이면서도 너무나 예쁘게 그려진 그림. 바로 사전트의 그림이었지. 영롱하게 푸르른 빛깔을 뿜어내는 나무들과 꽃을 배경으로 하얀 드레스를 입은 소녀들이 꿈속의 한 장면처럼 마음속에 깊이 새겨져서 잊히지가 않았어. 아마 그 말할 수 없는 묘한 뉘앙스 때문일 거야. 단순히 사실적으로 그려졌다기보다는 음…… 뭐랄까, 그 알 수 없는 환상적이면서도 사랑스러운 느낌? 미국인이었던 사전트는 이후 영국에 정착하여 상류층을 대상으로 한 초상화가로 활동하며 유명세를 누렸단다.

1884년 영국으로 이주한 후, 사전트는 우연히 저녁노을이 지는 무렵 장미나무 사이에서 종이로 된 전등에 불을 켜는 두 어린 소녀를 보

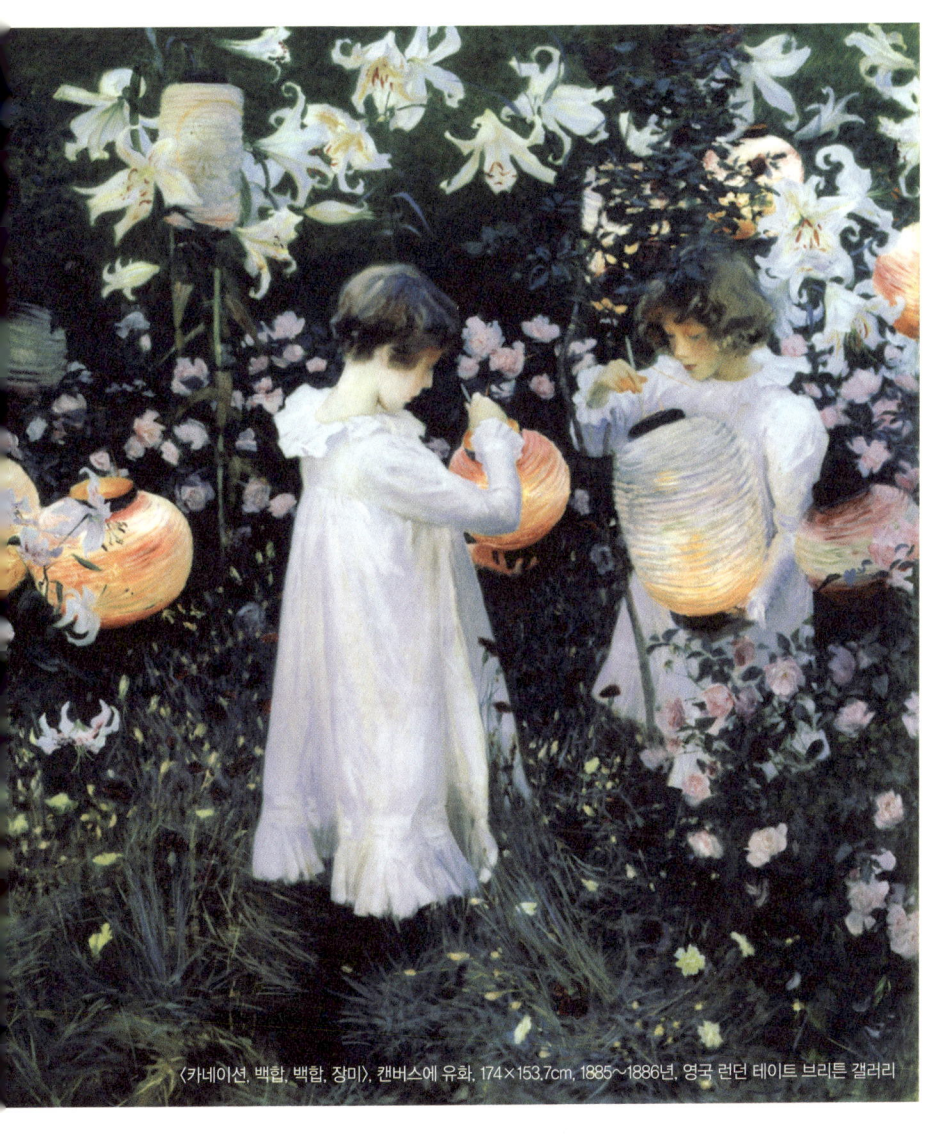

〈카네이션, 백합, 백합, 장미〉, 캔버스에 유화, 174×153.7cm, 1885~1886년, 영국 런던 테이트 브리튼 갤러리

게 되었대. 그 장면이 무척 인상적이었는지 그는 이후 자신의 딸 도로시(왼쪽)와 친구인 일러스트 예술가 버나드의 딸 폴리에게 흰 옷을 입히고 모델로 서게 해서 이 그림을 그렸고, 1887년 로열 아카데미에서 크게 히트했다고 해. 빛이 사라져 가는 저녁 무렵의 어스름과 그 주변 풍경의 색채, 분위기를 놀랍고도 탁월하게 묘사했기 때문이지.

시적인 풍경에 걸맞은 이 그림의 제목 〈카네이션, 백합, 백합, 장미〉는 당시 유명한 가수 조셉의 히트곡 〈화관〉의 가사에서 "나의 플로라가 이 길로 지나는 걸 본 적이 있나요?"라는 물음에 대한 답변을 그대로 옮긴 것이라고 해. 낭만적이고 사랑스러운 풍경에 참 잘 어울리는 이름인 것 같아.

어슴푸레한 저녁 무렵, 분홍색 장미와 하얀 백합, 노란색 카네이션이 그야말로 흐드러지게 피어 있는 예쁜 정원에 하얀 원피스를 입은 두 소녀가 한지로 만든 등에 불을 붙이는 중이야. 그래서 화면은 여기저기 불그스레한 불빛으로 물들기 시작하지. 촉촉하게 젖어 있는 풀밭과 예쁜 꽃내음 속에 선 두 아이의 모습이 아련한 저 너머의 모습처럼 환상적이고 몽환적인 느낌을 주는 것 같아. 또 차분한 녹색이 주는 싱그러움에 마음까지 상쾌해지고 말이야.

역시 작가는 아무나 하는 것이 아닌 모양이야. 소녀들의 하얀 피부며 대강 빗어 내린 듯한 금발 머리, 종이등 속에서 어른거리는 불빛,

바닥에 마구 뒤엉킨 풀들의 모습이 마치 사진을 보는 듯 섬세하고 정교한 걸 보니 라파엘 전파가 추구하는 솔직한 자연 묘사가 뭔지 조금 알 것도 같아.

이 그림을 그리던 사전트는 그 아름다운 순간이 고작 몇 분이라는 사실에 무척 당혹스러워했다고 해. 그는 여동생에게 보내는 편지에 "매우 두려울 정도로 어려운 소재다. 이 아름다운 색채를 그대로 재현할 수가 없다. 물감은 이 풍경을 묘사해 내기에 충분히 밝지 않아, 영롱한 느낌들이 10여 분 후 사라져 가는 느낌이다."라고 적었다고 해. 그만큼 자연이 주는 그 찰나의 아름다운 색감을 묘사하기가 쉽지 않았지만, 두 달 가까이 작업한 결과 사전트는 그 아름답고도 짧은 순간을 이렇게 영원히 정지시켜 표현해 냈지. 덕분에 우리는 이 그림 속에서 자연의 빛이 선물한 아름다움과 아련한 향수 같은 걸 느낄 수 있게 되었어.

눈처럼 하얀 드레스를 입고 꽃으로 가득한 정원에 서 있는 예쁜 소녀들을 보니 엄마는 봄이가 딸이면 좋겠다는 욕심이 자꾸만 생긴다. 나중에 커서 엄마랑 같이 수다도 떨고, 같이 옷도 해 입고, 여행도 같이 다니고……. 그런 게 하고 싶은 건가 봐. 신의 섭리로 이미 모든 것이 정해졌으리란 걸 알면서도 왜 이런 생각이 드는지 모르겠다.

이제 6월로 접어들어서 서서히 더워질 것 같아. 더운 여름이 오는 게 조금 두렵기도 하지만, 봄이 파이팅! 엄마도 파이팅!

***

지금 우리 아기는 조금씩 몸을 움직이기 시작해요. 손가락,
발가락이 생기고 눈과 귀의 신경이 발달하지요. 엄마는
피부 트러블이 생기지 않게 자외선을 조심해야 해요.

09주_작가 미상 〈아담과 이브〉

겸손의
미덕

봄이, 안녕! 우리 오늘은 아주 오래된 그림을 한번 감상해 볼까? 그림의 제목은 〈아담과 이브〉란다. 이 그림에 나오는 남자의 이름이 아담이고, 여자의 이름이 이브지. 이 둘은 텔레비전 광고에 워낙 자주 출현하기 때문에 이제는 우리나라의 시조라는 단군 할아버지보다 더 친숙하게 느껴지는 것 같아. 구약 성서를 읽다 보면 하느님께서 하늘과 바다, 해와 별, 물고기와 나무, 동물 같은 것들을 창조하신 후에 이들을 창조하셨다고 해.

문화·예술적으로 큰 부흥을 이뤘던 15세기 르네상스 시기의 미켈란젤로나 뒤러, 크라나흐 같은 화가들이 그린 그림과 달리 994년

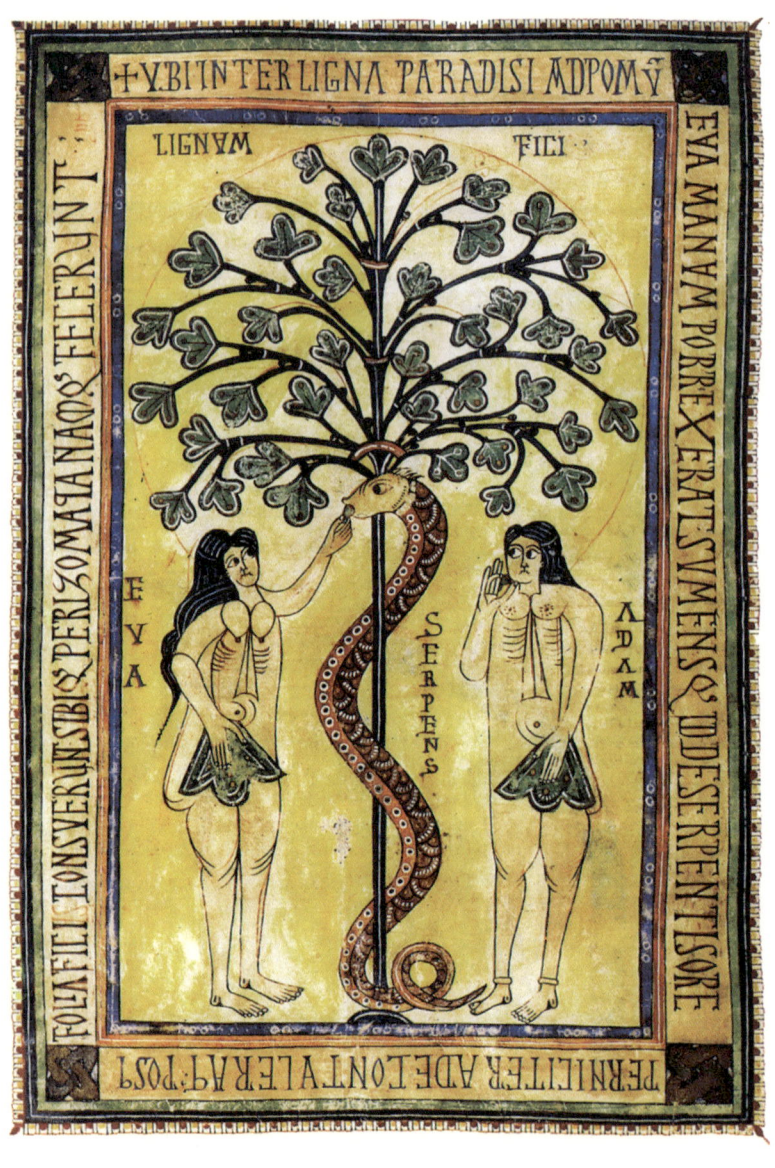

〈아담과 이브〉, 코덱스 아에밀리아넨시스(성 에밀리아누스의 성서), 994년,
스페인 엘 에스코리알, 산로렌초 레알 비블리오테카

무렵에 만들어진 이 오래된 성서의 그림을 보면 이상하게 웃음이 난단다. 엄마랑 같이 그림을 자세히 보자꾸나.

화면 왼쪽에는 이브, 가운데에는 선악과와 뱀, 오른쪽에는 아담이 있어. 친절하게도 각각의 등장인물 옆에 그 이름을 적어 놓았네. 마치 꽃처럼 단순하고 귀여운 모양을 한 선악과나무의 열매는 아마도 당시 무화과로 알려진 모양인지, 나무의 왼쪽 위에는 나무(LIGNVM), 오른쪽 위에는 무화과(FICI)라고 라틴어로 적혀 있어. 인체의 묘사도 무척 단순하지. 쌍둥이처럼 똑같이 생긴 아담과 이브는 머리 길이만 다를 뿐이야. 남녀의 차이로 등장하는 가슴의 표현도 재미있지? 부채 모양으로 나뭇잎을 펴 들고 부끄러운 곳을 가린 것조차 귀엽단 말이야. 마치 우리나라의 옛 민화를 보는 것처럼 저절로 웃음이 나는구나. 이 그림을 그린 사람의 정서가 우리 조상들과 비슷했던 게 아닐까?

아주 오래 전에는 서양이나 우리나라나 모두 지금처럼 인쇄술이 발달하지 않아서 사람들이 직접 그림을 그리고 글을 써서 책을 만들었단다. 우리가 지금 보는 이 그림도 그런 그림책에 실려 있는 그림이지. 당시에는 글을 읽을 수 있는 사람들이 많지 않았기 때문에, 수도원에 있는 수도사들은 이렇게 성경의 내용을 담은 그림을 그려 놓았어. 그래야 글을 모르는 사람들도 성직자들의 설명을 들으면서 성경의 내용을 이해할 수 있었으니까. 그리고 계절에 따른 기도 내용을 담은 기도서도 크게 유행을 했어. 한쪽에는 1월, 2월 등 계절의 풍경을 담은 그림을 그리고 다른 한쪽에는 신의 은총을 구하는 기도문을 적어 놓은 것인데, 15세기에 제작된 《베리 공작의 호화로운 기도서》는 그중에서도 그림이 너무나 아름다워서 무척 유명한 책이란다.

다시 그림으로 돌아와 볼까? 붉은 무늬로 치장한 뱀은 그다지 사악해 보이지도 않아. 착한 반려동물처럼 이브가 내미는 과일을 받아먹는 것처럼 보이지 않니? 아담의 손에도 무화과가 들려 있네. 막 입으로 가져가려는 참이야. 태초에 세상을 창조하신 하느님은 인간에게 세상을 다스릴 모든 권한을 주셨지. 그러나 단 하나, 선악을 알게 하는 선악과나무의 열매만은 금했다고 해. 이건 창조주 하느님에 대한 신뢰와 순종을 상징하는 것이라고 보면 될 거야. 그런데 사탄을 의미하는 뱀이 살살 꼬드겼고, 이에 넘어가 선악과를 따 먹은 아담과 이브는 천국과도 같은 에덴동산에서 쫓겨나게 된 거지. 남자가 평생 땅을 파서 노동을 하고, 여자가 아이를 낳을 때 고통을 당하는 일은 이때부터 시작됐다고 해. 출산을 앞두고 있는 엄마 입장에서는 최초의 두 사람이 가져온 결과가 원망스럽기도 하네. 그렇지만 우리도 이들처럼 중대한 실수를 할 때가 있단다. 과욕을 부리다가 일을 그르칠 때가 많거든. 재미있는 그림을 보고 너무 진지해진 건가? 하하.

봄이야, 엄마는 네가 과한 욕심을 부리지 않는 사람이 되길 바란단다. 아마도 엄마를 닮았으면 그렇긴 할 거야. 엄마는 어릴 때부터 뭐든 너무 욕심이 없다는 핀잔을 들어 왔거든. 물론 욕심을 내야 할 일에도 그러면 안 되겠지만, 괜한 것까지 욕심내는 건 좋지 않다는 게 엄마 생각이야. 정말 소중하고 의미 있는 일에 시간과 에너지를 쏟을 줄 아는 사람이 되렴. 한편으로는 지나친 욕심을 버리고, 겸손하고 남을 배려할 줄 알며, 늘 다른 사람의 마음을 시원하게 만드는 오아시스 같은 사람이 되면 좋겠어. 엄마 아빠는 그런 삶을 바라면서도 실천이 잘 안 되지만 말이야. 우리 봄이는 지금부터 몸과 마음의 준비를 단단히 해서 정말 멋진 사람이 되면 좋겠다. 봄이, 파이팅!

***

지금 우리 아기는 얼굴 윤곽이 확실해지고, 귀와 피부가 발달하기 시작하지요. 아기는 몸 전체를 움직이면서 양수 안에서 헤엄을 칠 수 있고, 주기적으로 운동을 하기도 해요. 아기의 치아 돌기가 만들어지는 시기이므로 엄마는 우유나 치즈, 오렌지 주스 등으로 칼슘 섭취를 꾸준히 해야 해요.

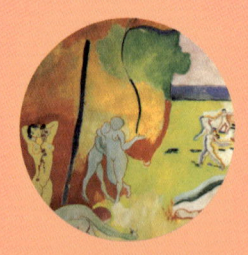

§

앙리 마티스 Henri Matisse 1869~1954

앙리 마티스는 1869년 북프랑스 카토 캉브레지에서 태어났습니다. 장남인 그는 1887년 파리에 가서 법학을 배우고 고향으로 돌아와 법원 행정관으로 일했지요. 1889년 그림을 그리기 시작한 마티스는 화가가 되기로 결심하고 1891년 파리로 돌아가 윌리앙 아돌프 부그로와 귀스타브 모로의 제자가 되었습니다. 그러다가 1898년 인상주의와 고흐를 알게 되면서 마티스의 양식이 완전히 바뀌었죠. 그리고 1905년 '야수파(Fauves)' 전시를 통해 사물의 실제 색채와 다른 주관적이고 원색적인 표현으로 그룹의 리더가 됩니다. 이후 조각과 판화, 인테리어 디자인 등 다양한 분야에서 활동하며 자신만의 밝고 독창적인 예술 세계를 선보였습니다.

10주_마티스 〈생의 기쁨〉

기쁨은 감사를,
감사는 기쁨을

 봄이야, 안녕! 오늘은 참 기분 좋은 아침이었어. 주말인데 알람이 울리기도 전에 눈을 떴단다. 눈을 뜨자마자 창문에 비쳐 드는 상큼한 햇살을 보니 기분이 막 좋아지는 거 있지? 그때 갑자기 엄마의 머릿속에는 〈생의 기쁨〉이란 그림이 떠올랐단다. 일상에서 느끼는 이런 작은 행복감이 생의 기쁨 아닐까? 물론 (아직 느낄 수는 없지만) 네가 엄마 안에서 열심히 자라고 있다는 사실이 엄마 아빠 삶의 가장 큰 기쁨이지. 기도하면서 너를 기다리던 시간이 떠오르는구나. 우리는 네게 진심으로 고마워하고 있단다. 너를 통해 생명의 신비로움과 기적이란 게 뭔지 조금씩 알게 되고, 덕분에 엄마 아빠도 철이 좀 드는 것 같아. 고맙다, 봄이야!

〈생의 기쁨〉이란 그림은 19세기 프랑스의 화가인 앙리 마티스라는 사람이 그린 거야. 색깔이 참 화려하고 예쁘지? 마티스의 그림은 대체로 이렇게 밝은 느낌이란다. '야수파'라고 불릴 정도로 원색적인 화려한 색채들을 자유자재로 사용했거든. 마치 물감을 원래 가진 색 그대로 화면에 발라 놓은 것처럼 말이야. '야수파'라는 이름은 1905년 살롱 도톤 전시회에서 마티스, 드랭, 블라맹크, 루오 등의 작품이 한 전시실에 걸렸는데, 당시 평론가 루이 보셀이 그 강렬한 색채와 느슨하고 자유로운 구성을 보고는 '야수(Fauves)' 같다고 말한 데서 비롯된 이름이야.

이 그림은 마티스가 프랑스 남부에 위치한 콜리우르라는 곳에 머물면서 주변 풍경을 그린 거래. 거기에다가 전통적인 목가적 풍경을 결합했단다. 마티스는 콜리우르에서 그림을 그렸던 시기를 "마치 어린아이들처럼 색채만을 사용하여 느끼는 대로 그렸다."라고 회상했을 정도로, 햇살이 따갑게 비치는 프랑스 남부에서 바라본 모든 것이 무척이나 강렬한 인상을 주었던 모양이야. 이 그림에서도 그런 눈부신 햇살이 느껴지지 않니? 붉은빛과 오렌지빛, 분홍빛을 한 여인들과 보랏빛 바다, 노란 대지의 풍경이 정말 신선하고 유쾌한 느낌이구나. 눈에 보이는 평범한 풍경을 이렇게 자신만의 관점으로 멋지게 바꿀 수 있다니, 참 대단한 것 같아. 마티스의 그런 자유로움이 엄마는 너무 부러운 거 있지.

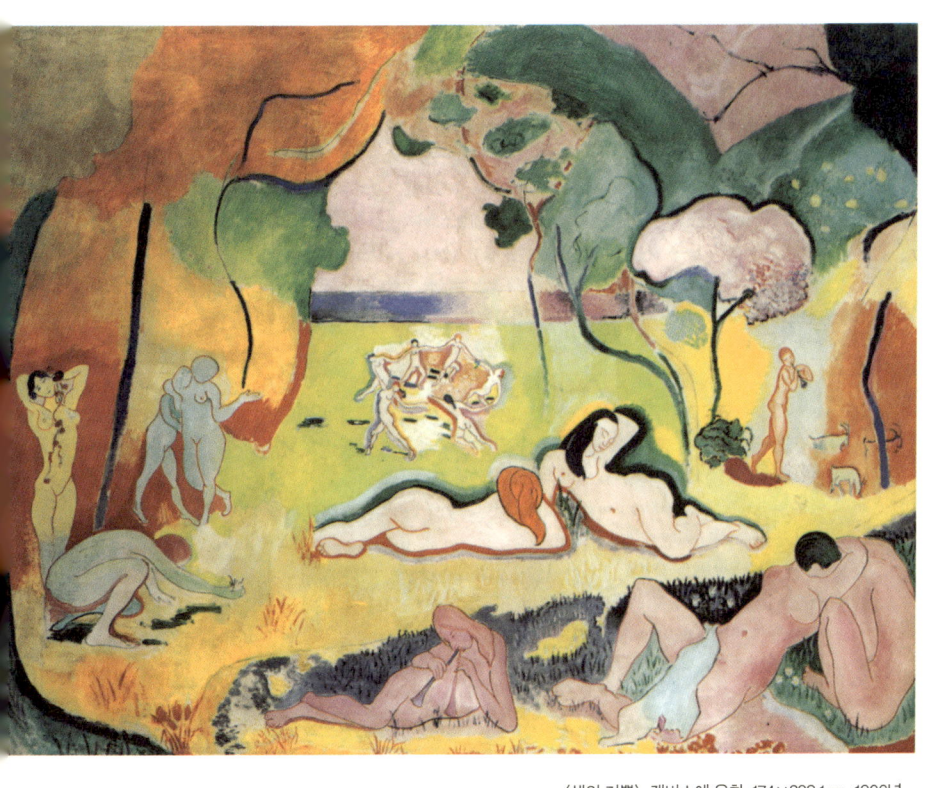

〈생의 기쁨〉, 캔버스에 유화, 174×238.1cm, 1906년, 미국 펜실베이니아 주 메리온, 반스 재단

저 멀리 둥글게 모여 있는 사람들은 마치 우리나라의 민속춤인 강강술래를 추는 것처럼 보이네. '강강술래' 노래를 부르면서 다 같이 손을 잡고 빙글빙글 돌면서 추는 춤 말이야. 이 그림을 그렸던 지방에서도 그런 춤을 췄던 걸까? 아마도 당시 파리에서 동양 무용 같은 이국적인 요소를 접목한 새로운 무용을 선보였던 이사도라 던컨의 영향을 받은 것인지도 모르겠어. 그 외에도 한가롭게 누워 있는 사람들, 사랑하는 남과 여, 춤을 추거나 플루트를 불고 있는 사람 등등. 마티스는 일반적인 풍경을 그린 것이 아니라, 상상 속에서 만들어 낸 다양한 인물들과 풍경을 조합해서 완전히 다른 느낌의 독자적인 그림을 그렸어. 이 그림을 위해 여러 차례 구성을 바꿔 가며 다양한 실험을 거친 걸 보면 마티스가 얼마나 이 그림에 심혈을 기울였는지 알 수 있을 것 같아.

이 그림은 언뜻 보면 예쁜 풍경 속에 벌거벗은 인물들을 그린 것이거나, 그 속에서 느껴지는 평화로움과 여유가 도심을 떠나 자연에서 여가를 즐기는 사람들을 그린 것처럼 보이지. 하지만 다르게 보면 마치 꿈속의 장면 같기도 해. 우리가 언젠가 도달하고 싶은, 근심 걱정 없고 평화로움으로 가득 찬 이상향의 모습이 아닐까. 봄이 생각은 어때?

이 그림은 화려한 색채에 유려하게 흐르는 곡선의 미가 참 아름다운 마티스의 대작 중 하나란다. 마티스의 가장 충격적인 작품이었던 〈모자를 쓴 여인〉은 과감한 색채로 거칠고 빠르게 그려 내려간 붓놀림이 인상적이었는데, 이 그림에서는 물감을 마구 칠해 놓은 듯한 느낌은 찾아보기 힘들어. 사람들이 자리한 들판이며 바다, 나무들도 모두 밝은 색으로 된 면들로 평평하고 고르게 칠해져 있어. 그렇긴 해도 굵은 선들의 흐름에서 느껴지는 리듬감과 생명력 넘치는 붉은 색채들이 화면에 운동감을 실어 주지. 그래서 이전 그림보다 훨씬 정제되고 세련된 느낌을 주는 것 같아.

이처럼 마티스는 보는 사람이 즐거워지는 그림을 그렸던 작가란다. 그래서 엄마가 좋아하는 화가 중 한 사람이야. 봄이도 이 그림에서 삶의 기쁨이 느껴지는 것 같니? 엄마는 봄이가 작은 것에 감사하고 기뻐할 줄 아는 사람이 되면 좋겠다. 왜냐하면 작은 일에 감사하고 기뻐할수록 삶은 더 풍성해지거든. 그리고 기쁨은 감사를, 또 감사는 기쁨을 가져오는 열쇠란다. 그런 단순하고도 행복한 비밀을 엄마가 미리미리 전해 줄 테니까, 우리 봄이는 세상에서 가장 행복한 사람이 될 거야!

* * *

지금 우리 아기는 몸과 팔다리가 자라 전체적으로 3등신의
모습입니다. 신체 부위가 다 자리 잡고, 이제 내장 기관이
발달하기 시작합니다. 엄마는 아기의 뼈와 치아의 형성을 위해
칼슘을 꼭 챙겨 드세요.

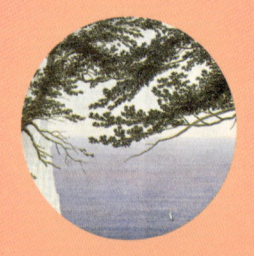

§

캐스퍼 데이비드 프리드리히
Caspar David Friedrich 1774~1840

캐스퍼 데이비드 프리드리히는 1774년 독일 발트 해 연안의 그라이프스발트에서 태어났습니다. 열 명의 아이들 중 여섯째인 그는 아버지로부터 독실한 기독교 교육을 받았지요. 한편 어린 시절 겪은 어머니와 형제들의 죽음도 프리드리히에게 깊은 영향을 주었답니다. 그는 1790년에 그림 공부를 시작해 일찍부터 야외 스케치를 즐겼습니다. 이후 덴마크 코펜하겐 아카데미에서 풍경화와 조각, 문학 등 다양한 분야를 공부했습니다. 1798년에는 독일 드레스덴에 정착해 에칭과 목판화 작업을 하기도 했지만, 주로 잉크와 수채화로 그림을 그렸습니다. 프리드리히는 점차 여행을 통해 감명 받은 독일 북부의 풍경을 많이 그렸는데, 그의 그림에서 느껴지는 자연의 경이로움은 사람들의 찬사를 받아 왔습니다.

11주_프리드리히 〈루겐의 초크 절벽〉

자연의
신비

　아가, 안녕! 잘 있니? 엄마는 입덧 때문인지 하루가 무척 길게 느껴져. 기운도 없고, 입맛도 없고, 기분도 별로 좋지 않구나. 이제 11주인데 도대체 언제 40주가 되는 걸까? 너무 많아서 끝나지 않을 것만 같은 숙제를 하고 있는 것처럼 하루하루가 무척 지루하게 느껴진다. 넌 어떠니?

　엄마는 요즘 공기 좋은 곳으로 멀리 나가고도 싶어. 탁 트인 전망이 시원스러운 바다도 좋고, 나무 그늘 아래 쉴 수 있는 그런 곳도 좋을 것 같아. 문제는 속이 울렁거려서 차를 타고 먼 거리를 오갈 수 없다는 거지만 말이야. 그래도 이렇게 그림으로나마 시원한 느낌을 느낄 수 있어 다행이다, 그렇지?

　19세기 초 독일의 화가인 캐스퍼 데이비드 프리드리히가 그린 이 그림의 제목은 〈루겐의 초크 절벽〉이란다. 한없이 펼쳐진 바다를 보고 있으니까 속이 다 뻥 뚫리는 것처럼 시원하구나. 뾰족하게 솟은 바위 절벽은 그림에 아슬아슬한 긴장감을 더하고 있네. 나이가 제법 많아 보이는 커다란 나무에 기댄 저 사람은 무슨 생각에 잠긴 걸까? 그의 발아래로는 작은 나뭇가지들이 바다를 향해 나부끼는 듯하고, 위로는 커다란 가지들이 파란 하늘과 바다가 그리운 듯 두 팔을 멀리멀리 뻗으며 나아가고 있어. 아, 저곳엔 얼마나 상쾌한 바람이 불고 있을까? 직접 느낄 수 있다면 좋으련만.

　발트 해 연안 출신인 프리드리히는 자신이 태어난 곳 근처에 있는 루겐 섬을 즐겨 찾았는데, 그곳에서 자연의 아름다움에 매료되었던 모양이야. 그래서 이 섬을 배경으로 한 그림을 많이 그렸지. 그중에서 이 그림은 프리드리히가 결혼한 해인 1818년에 그린 거란다. 프리드리히는 결혼 후 아내와 친구들과 함께 루겐 섬을 다시 방문했는데, 그때 함께 갔던 친구들이 "루겐 섬은 관광객을 맞을 준비가 전혀 되어 있지 않은 곳이다. 좋은 호텔 대신에 어부의 오두막이 있을 뿐이다."라고 기록했을 정도로 무척 한적한 곳이었나 봐. 도시의 분주한 일상과는 거리가 먼, 그런 곳 말이야. 아마 생계를 위해 묵묵히 일하는 어부 아

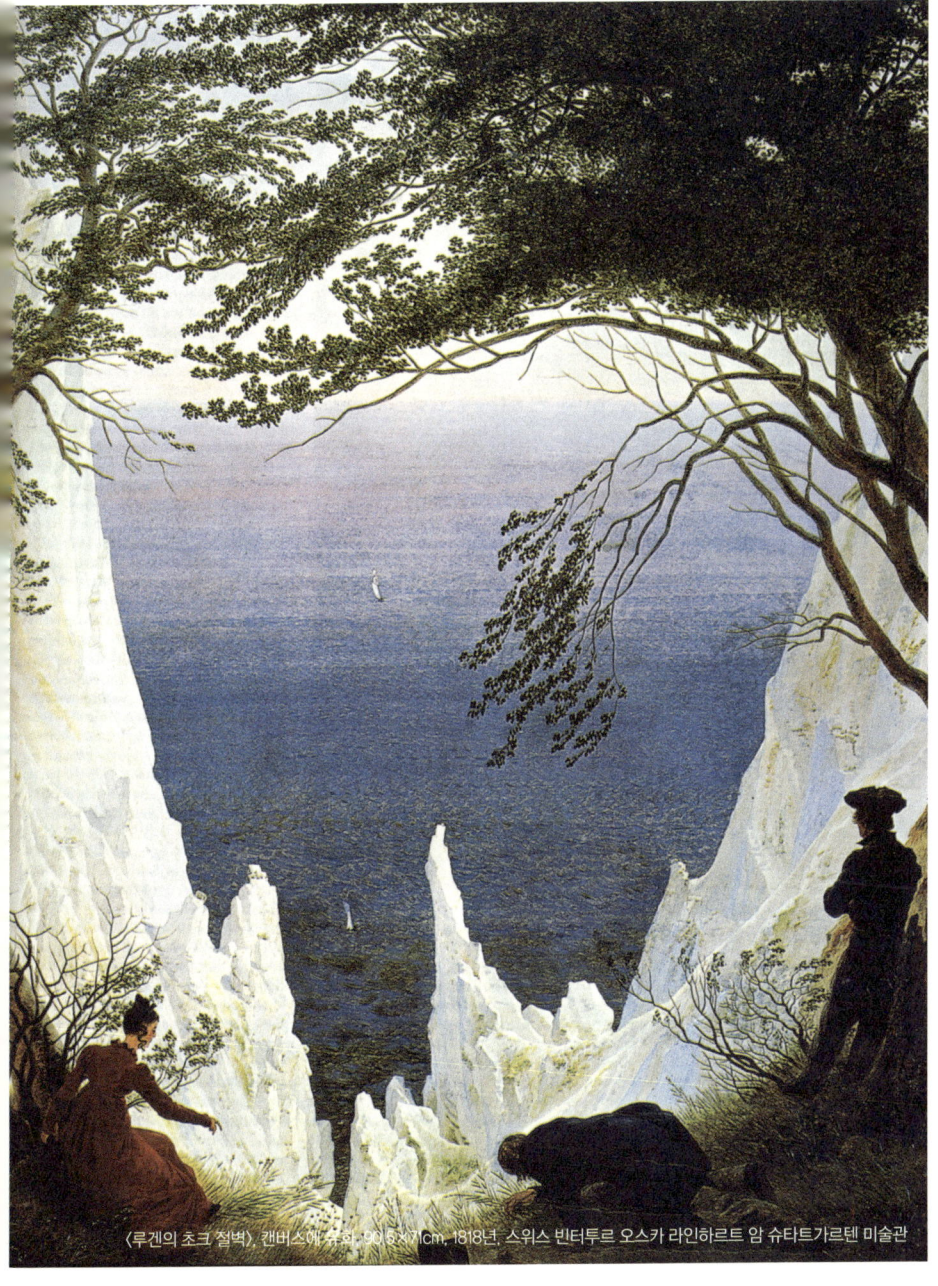

〈루겐의 초크 절벽〉 캔버스에 유화, 90.5×71cm, 1818년, 스위스 빈터투르 오스카 라인하르트 암 슈타트가르텐 미술관

저씨들만 있는, 그래서 대자연의 품을 잠잠히, 한없이 누빌 수 있는 곳이었을 거야.

음, 이 그림은 풍경화라고 봐야겠지? 그런데 프리드리히의 그림 속에 등장하는 사람들은 자연에 비해 무척 왜소한 모습으로, 그것도 대체로 등을 돌린 모습으로 표현된단다. 또 그는 눈에 보이는 풍경의 군더더기들을 제거하고, 새롭게 풍경을 재배치하는 방식으로 그림을 그렸어. 독실한 기독교인이었던 그는 신이 자연을 통해 스스로를 드러낸다는 믿음을 가지고 있었거든. 그의 그림에서 자연의 위대함과 숭고함, 엄격함을 느낄 수 있는 이유도 아마 이 때문일 거야.

자연(신) 앞에 선 인간의 작고 연약한 모습은 우리를 생각에 잠기게 하는구나. 인생이 무엇인지, 우리가 바른 길로 가고 있는지 등등. 이처럼 그의 손에서 빚어진 풍경은 일반적인 풍경화를 넘어선, 숭고하고 초월적인 그 무언가를 보여 준다는 점에서 정말 독특한 것 같아. 참, 그림에 등장하는 여인은 아마도 당시 함께 여행했던 사랑하는 아내일 거야.

프리드리히는 이런 영원성을 보여 주는 풍경화뿐 아니라 오래된 교회나 묘지, 허물어진 옛 성터들을 찾아다니며 그림을 그리기도 했어. 아마도 지나간 과거와 역사를 통해서 더 나은 미래를 위한 좋은 예를 찾고 싶었던 것 같아. 물론 여기에서도 자연과 풍경 등에서 스스로를 드러내는 신의 존재의 무한함과 영원성을 보여 주려고 했고.

봄이야! 엄마는 예전에 캐나다로 여행을 간 적이 있는데, 그때 자연의 압도적인 아름다움을 느꼈단다. 로키 산맥에 뻗은 울퉁불퉁하게 솟은 바위산들과 에메랄드빛 호수를 보면서 벌어진 입을 다물 수가 없었지. 그리고 우리가 사는 세상이 정말 아름답다고, 신이 없다면 이렇게 조화로운 세상을 만들 수 없을 거라고 절실히 느끼게 됐지. 그래서 이 그림을 그린 프리드리히의 심정을 조금은 알 것 같아. 자연 속에서 절대자의 존재를 느낀다는 것이 어떤 건지 말이야. 우리나라는 크기가 작고 산도 많아서 이렇게 광활하게 펼쳐진 대자연을 느끼기가 쉽지는 않지만, 그래도 봄이와 함께 그런 기회를 만들고 싶구나. 아름다운 자연 앞에 서면 우리가 얼마나 작은 존재인지, 우리에게 주어진 귀한 삶을 어떻게 가꾸면 좋을지 많은 것을 생각하게 하거든.

***

지금 우리 아기는 키는 5~9cm, 몸무게는 20g쯤 돼요. 모든 체내 기관이 발달하여 심장, 비장, 맹장, 간 등이 발달합니다. 팔다리의 길이가 길어지고 손목과 손가락, 허벅지와 종아리 등으로 나뉘지요. 피부에 솜털도 생기고 손톱도 난답니다. 엄마는 철분의 흡수를 돕는 비타민 C와 물을 챙겨 드세요.

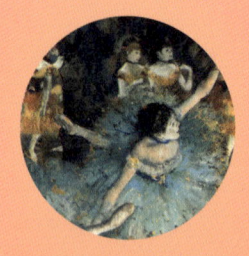

§

에드가르 드가 Edgar Degas 1834~1917

에드가르 드가는 1834년 프랑스 파리에서 태어났습니다. 다섯 형제 중 첫째로 태어난 그는 문학을 공부한 뒤, 아버지의 뜻대로 파리에 있는 법대에 진학했죠. 1855년 앵그르를 만나 그림 그리는 방식에 대한 충고를 듣게 된 드가는 같은 해 에콜 데 보자르에 입학해 드로잉을 배웠습니다. 이후 이탈리아를 여행하며 미켈란젤로, 티치아노, 라파엘로 등 유명한 르네상스 대가들의 작품을 보고 모사하면서 고전적인 기법을 배웠지요. 1874년에는 첫 인상주의 전시에 참여했고, 여러 차례 인상주의 화가들과 전시를 했습니다. 하지만 야외 풍경을 주로 그렸던 그들과는 기법이나 접근 방식에서 차이를 보여, 나중에는 독자적인 길을 걸었습니다. 색채와 형태를 끊임없이 연구한 드가는 즉흥적이면서도 고전적인 스타일로 당시의 근대 생활을 담담하게 그려 냈답니다. 그와 동시에 유화, 파스텔화, 드로잉, 조각 등 다양한 매체를 활용해 그림의 형태를 끊임없이 실험하기도 했죠.

12주_드가 〈댄서〉

과정의
소중함

봄이야. 오늘은 파스텔 빛깔이 너무 예뻐서 보기만 해도 설레는 드가의 무희들을 소개하려고 해. 에드가르 드가는 19세기 프랑스의 화가인데, 그 시대에 활동하던 인상주의 화가들처럼 밝은 색점들을 이용해 빛에 따라 달라지는 공간의 다양한 느낌을 표현하는 데 관심이 많았지. 그렇지만 드가는 인상주의 그림들이 순간포착 같은 빛의 표현과 색감에 너무 중점을 두는 바람에 그림의 안정적이고 치밀한 구도를 놓쳤다는 생각을 했어. 그래서 그는 반짝이는 빛의 표현보다는 균형 잡힌 구도를 우선적으로 한 그림을 그렸단다.

드가의 인물화는 크게 두 시기로 나뉘는데, 1870년대에 그린 인물화는 대부분 상당히 넓은 공간을 배경으로 삼았고, 인물들은 이 공간 속에 충분히 여유를 두고 배치되었지. 우리가 알고 있는 고전적인 그림들처럼 말이야. 그림의 색감도 어둡고 안정적인 느낌을 주었어. 그러다가 1870년대 말부터 인물들이 겹쳐지거나 가깝게 밀착한 그림에 흥미를 갖게 되면서, 드가는 인물들 사이의 빈 공간이 갖는 형태에 더 큰 관심을 기울이게 되었어. 이를테면 드가의 유명한 또 다른 그림 〈모자 가게에서〉는 모자를 써 보고 있는 두 명의 여인들과 화면 앞부분에 늘어놓은 모자들, 그리고 두 인물 사이의 간격이나 뒷배경이 긴밀하게 얽혀서 그림을 완성하고 있거든. 우리가 보고 있는 이 그림 〈댄서〉도 그래. 일반적으로 이런 장면은 춤을 추는 예쁜 소녀들을 정면에서 그릴 텐데, 드가는 무대보다 높은 관람석에서 내려다 본 듯한 독특한 시점으로 소녀들을 겹쳐서 그려 넣어 그림 속 인물들이나 공간이 훨씬 더 역동적인 느낌을 주게 되었거든.

드가는 같은 주제의 장면을 여러 차례 그렸어. 무대 위에서 쉬지 않고 움직이는 무희들은 드가에게 좋은 그림 소재였거든. 왜냐하면 무대라는 정해진 공간 위에서 움직이는 그들을 표현하면서 인물과 공간과의 관계를 끊임없이 실험해 볼 수 있기도 했고, 또한 조명을 받아 반짝이는 발레복의 섬세한 빛의 표현 역시 그의 관심 분야였으니까 말이야. 그는 연습실에서 공연을 준비하는 소녀들부터 예행연습을 하는 장면, 무대에서 공연을 하는 장면에 이르기까지 발레복을 입고 춤

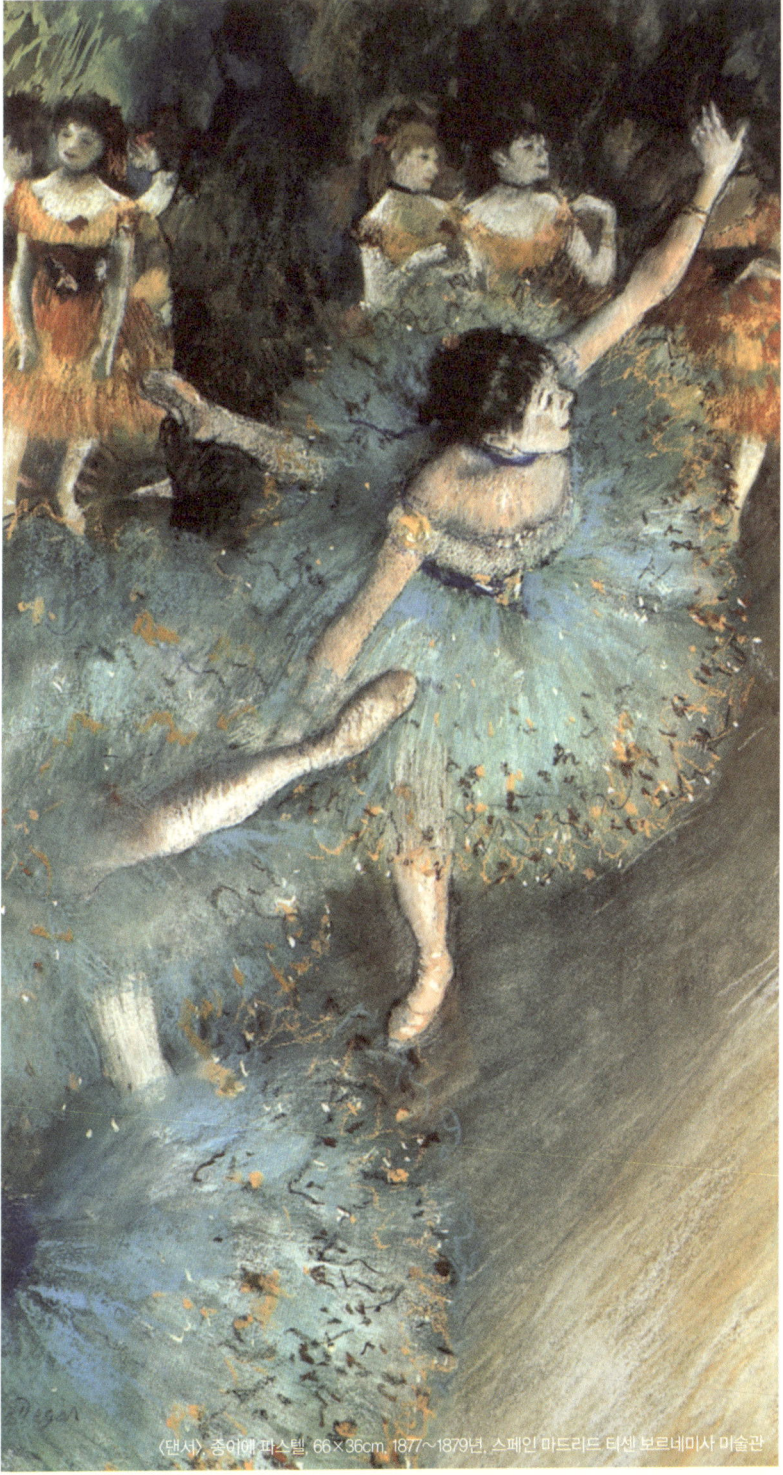

〈댄서〉, 종이에 파스텔, 66×36cm, 1877~1879년, 스페인 마드리드 티센 보르네미사 미술관

을 추는 소녀들을 수없이 많이 그렸단다(그리고 조각으로도 많이 남겼지). 또 신비롭고도 밝은, 흩날리는 듯한 느낌의 파스텔은 그들의 움직임을 표현하는 데 어쩌면 가장 적합한 재료인지도 몰라.

그런데 이 그림을 자세히 들여다보면, 다음 차례를 기다리는 듯한 주홍빛 의상을 입은 소녀들은 마치 이 그림의 배경처럼 그려져 있고, 정작 빛나는 조명을 받으며 춤을 추고 있는 전경의 소녀들은 의상이나 다리만 보일 뿐 상반신은 화면 밖으로 잘려 버렸어. 화면 안에 좋은 구도로 얌전하게 자리 잡은 인물들은 이제 드가의 그림에서는 찾아보기 어렵게 된 거야. 드가의 관심은 아름다운 인체의 표현이 아니라 인체의 다양한 움직임, 그리고 그 움직임을 공간 속에 어떻게 배치하느냐 하는 것이었기 때문이지.

그는 당시 발견된 사진 기술을 오히려 역이용해서 현실감을 높이는 데 사용했어. 다른 사람들은 사물을 그대로 재현하는 사진의 등장으로 인해 회화가 이제 죽었다고 생각했는데 말이야. 재미있는 사람이지? 그 결과 드가의 그림에서는 스냅 사진과 같은 효과가 나서 오히려 사실적인 느낌을 준단다. 더불어 소녀들(혹은 다른 그림에서의 인물들)의 움직임에 따라 각기 다른 느낌의 빛을 받아 반짝이는 색채의 향연은 드가를 단연 돋보이게 만든 특징이기도 해.

무대에서 보이는 아름다움뿐 아니라 지루하고 힘든 준비 과정까지 담아 낸 드가. 아름다운 동작을 위해서 끊임없이 노력하는 가운데 보이는, 예쁘지도 않고 아름답지도 않은 자세들을 모두 포착해 낸 그는 어쩌면 냉정한 시선을 가진 사람이 아니었을까? 덕분에 우리는 눈에 보이는 것이 전부가 아니란 걸 알게 되었지만 말이야. 이 그림을 보면 화려한 무대 뒤에서 끊임없이 좌절하고 땀 흘렸을 댄서들, 더 나아가 우리네 주변에서 주어진 하루하루를 열심히 살아가는 사람들을 생각하게 되는구나.

봄이야! 자신에게 주어진 일을 열심히 한다는 건 정말 아름다운 일이야. 어떤 결과를 위해서 최선을 다해 노력하고 연습하는 그 과정이야말로 정말 소중한 거란다. 네가 태어나 살아가다 보면 마음먹은 대로 되지 않고, 열심히 했는데도 결과가 따라오지 않을 때가 있을 거야. 그럴 때에도 좌절하지 않고 다시 웃으며 일어설 수 있는 그런 봄이가 되면 좋겠다. 절망하지 않는 사람은 결코 실패하지 않는 법이거든. 더불어 겉으로 보이는 아름다움이 아니라 내면의 아름다움이 빛을 발하는, 다른 사람의 숨겨진 아름다움을 발견할 줄 아는 사람이 되길 엄마는 바라고 있단다, 아가!

***

지금 우리 아기는 키와 몸이 급속히 성장하는 시기입니다.

얼굴과 몸, 머리에 배내털과 머리카락이 자라기 시작해요.
엄마는 입덧이 조금씩 사라지고 안정기에 접어들게 됩니다.
키위, 시금치, 땅콩 등 엽산이 많은 음식을 꾸준히 드세요.
커피는 하루에 1잔 정도는 괜찮다고 해요.

행복한 태교 이야기 ④

숲에서 즐기는 자연태교

자연태교는 그 자체가 오감태교라고 할 수 있습니다. 엄마의 오감을 활짝 열고 자연 속에서 맑은 공기를 마시며 걸어 보세요. 엄마를 통해 본 아름다운 나무와 꽃, 싱그러운 풀 향기와 흙 향기, 시원한 물의 감촉, 새소리, 바람의 느낌 등이 태아의 감각과 인지 능력을 발달시켜 줍니다.

엄마는 최고의 유산소 운동인 걷기를 통해 폐활량이 증가하며, 이때 자연의 맑은 산소가 태아의 뇌까지 충분히 전달됩니다. 뇌는 우리 신체 중 산소 공급에 가장 민감한 부분이므로, 산소를 충분히 공급해 주면 뇌 발달이 활발히 이루어집니다. 또한 엄마는 혈액순환이 좋아져 다리와 허리의 통증이 줄어들고, 몸무게 조절에도 효과가 있습니다. 빛나는 태양은 자칫 불안해지기 쉬운 엄마의 마음에도 밝은 빛을 주고, 이 기운은 아이의 뇌와 감정에도 이어집니다.

특히 임신 초기에는 호르몬의 변화로 감정 기복이 심해지는데, 불안이나 스트레스는 뇌의 호르몬에 영향을 미쳐 태반의 혈관을 수축시키고, 태아에게 전달되는 혈액의 양을 줄어들게 합니다. 실제로 숲속을 걸으며 산책하는 것만으로도 스트레스 호르몬인 혈중 코르티솔이 15퍼센트 가량 줄어들었다는 연구 결과도 있습니다. 그래서 최근에는 북한산 둘레길을 걷거나 수목원을 찾아가는 숲태교가 유행하고 있지요.

자연태교를 할 때에는 천천히 산책하며 충분히 산소를 담을 수 있게 복식호흡을 합니다. 이때 자연과의 교감에 대해 태담을 나누는 것도 좋습니다.

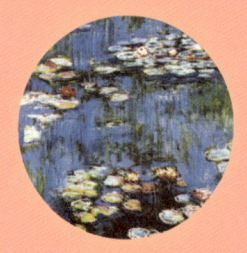

§

클로드 모네 Claude Monet 1840~1926

클로드 모네는 1840년 프랑스 파리에서 태어났습니다. 1845년 그의 가족은 노르망디 지방으로 옮겨 식료품점 일을 했지요. 아버지는 모네가 함께하길 원했지만, 모네는 화가가 되고 싶었어요. 1851년 모네는 미술학교에 입학했습니다. 1856년 무렵엔 노르망디 해안에서 외젠 부댕을 만나게 되는데, 부댕은 모네에게 유화 기법을 알려 주고 이후 정신적인 지주가 되었답니다. 프랑스-프러시아 전쟁이 일어나자 영국에 피신했던 모네는 존 컨스터블과 터너의 풍경화를 연구했죠. 1872년에는 '인상주의'라는 사조가 생겨나게 한 유명한 그림 〈인상-해돋이〉를 그렸습니다. 이후 모네는 인상주의의 리더로 자리매김하여, 빛과 색채의 향연이 아름다운 자연 풍경을 많이 그렸지요.

13주_모네 〈수련〉

연꽃
정원

거의 온 국민의 사랑을 받는 인상주의 화가 모네. 우리는 왜 그렇게 모네를 좋아하는 걸까? 그의 예쁜 이름 때문일까, 아님 시원스레 물에 떠 있는 그의 연꽃들이 주는 유쾌함 때문일까? 그것도 아니라면 그를 인상주의의 대표주자로 끊임없이 소개한 미술교육의 힘일까?

봄이야, 오늘은 많은 사람들의 사랑을 받고 있는 아주 유명한 화가를 만나 볼 거야. 그의 이름은 클로드 모네. 대표적인 인상주의 화가로, 거의 온 세상 사람들의 사랑을 받는다고 해도 지나치지 않단다. 프랑스 파리에 가면 블로뉴 숲 근처에 마르모탕 모네미술관이 있는데, 모네의 그림들을 소장한 곳이지. 미술관 1층에서는 중세와 르네상스 시대의 세밀화를 전시하고, 2층에서는 기획 전시를, 그리고 지하에 모네의 그림들을 시기별로 전시해 놓았어. 그 유명한 그림 〈인상-해돋이〉도 바로 이곳에 있단다.

이 그림을 그렸을 당시 모네는 이 흐리멍덩한 그림으로 엄청난 비난을 받았대. 당시 이 그림을 본 비평가 루이 르루아가 "그림에 형태는 없고 인상만 있다."고 비아냥거린 데서 '인상주의'란 말이 생겨났다고 하거든. 지금 보기에도 그때의 비난이 조금은 이해될 정도로, 정말이지 해 돋을 무렵의 흐릿한 인상만을 담고 있지. 그러나 이 그림은 19세기 미술 역사에서 정말 중요한 그림이란다.

이 미술관에는 모네의 작품을 시기별로 전시해 놓아서, 작품이 변화하는 경향을 한눈에 볼 수 있어. 우리에게 잘 알려진 그의 예쁜 연꽃 정원은 후기로 갈수록 마구 휘갈긴 듯한 추상화가 되지. 그래서 어떤 사람은 추상화의 계보에서 모네를 이야기하기도 해. 오늘 보는 이 그림 〈수련〉은 아마 그 중간쯤이 아닐까? 우리가 일반적으로 떠올리는 잔잔한 연못에 떠 있는 초록빛으로 가득한 연꽃들과 달리, 이 그림은 파란색이 주조를 이뤄서 더 시원한 느낌을 주는구나. 화면 속에는 흰색에서 노란색, 분홍색, 붉은색, 하늘색의 다양한 빛을 내는 연잎들이 생기 있게 떠다니고 있네. 멀리서 보면 정말 특별한 형태가 없는 추상화처럼 보이지. 형태가 잘 드러나지 않아서 뭘 그린 것인지 알 수가 없거든.

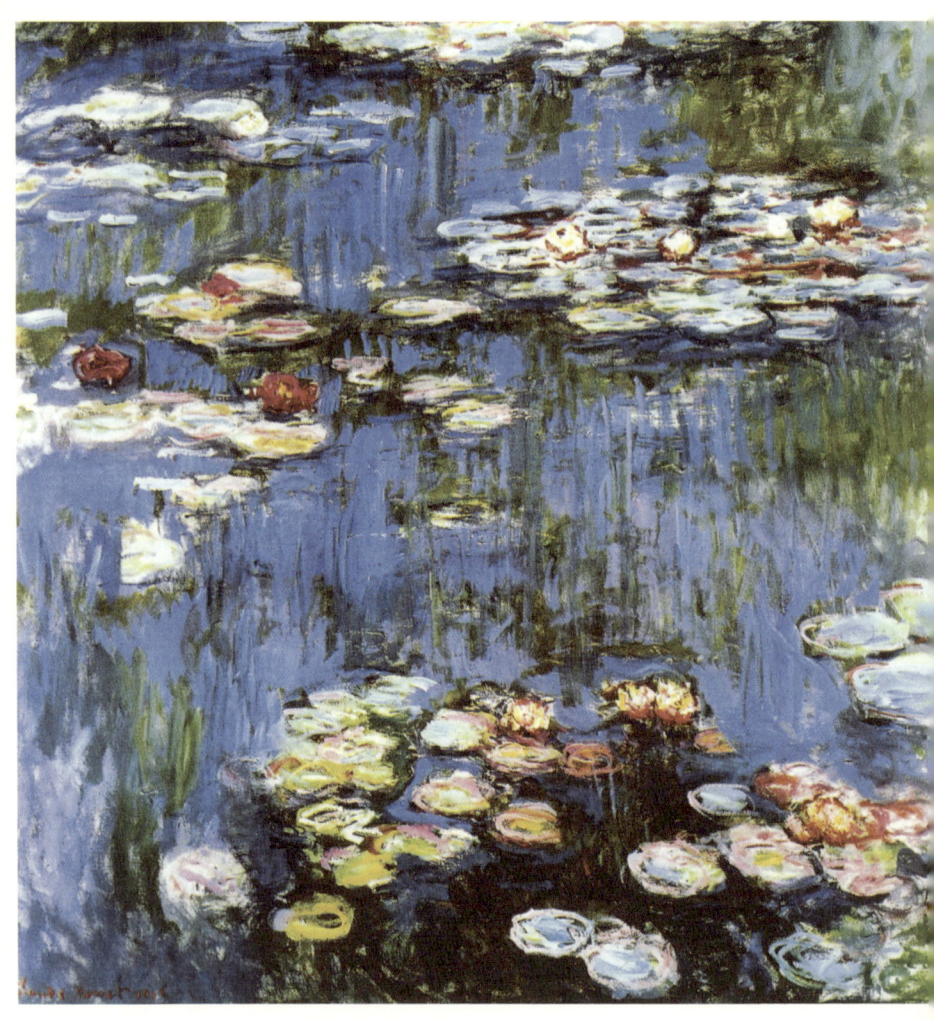

〈수련〉, 캔버스에 유화, 200.5×201cm, 1916년, 일본 도쿄 서양미술관 마추카타 컬렉션

노년으로 갈수록 화려하고 대담해지는 모네의 붓놀림은 정말 놀랍단다. 모네가 갈수록 시력을 잃어서 그렇다고 하는데, 엄마는 오히려 색다른 매력을 느낄 수 있어서 좋은 것 같아. 그런데 하나 궁금한 게 있어. 모네 자신의 눈에도 그런 차이가 보였을까? 아니면 똑같이 그린다고 했는데도 그렇게 된 걸까?

프랑스 지베르니에 있는 모네의 집에는 모네가 열심히 땅을 파고 만든 연못이 있어. 당시 인상주의 화가들은 일본 판화의 영향을 많이 받았는데, 그래서인지 모네는 집 정원을 일본식으로 꾸미고 싶어 했지. 일본 판화로 구석구석 장식한 집 앞의 넓은 공간에는 색색깔의 예쁜 꽃들을 심고, 또 다른 쪽으로는 커다란 연못을 만들어 연꽃을 띄우고 그 주변의 수로를 따라 대나무도 심었어. 그리고 시간에 따라, 하늘의 표정에 따라 달라지는 연못의 물과 그 위에 떠 있는 꽃의 느낌, 그 생명력과 운동감을 끊임없는 애정으로 그려 냈단다. 모든 것을 반사하고 빛나게 하는 물, 또 그 위에 비치는 하늘과 아름다운 연꽃은 어쩌면 빛의 화가였던 모네에게 꼭 맞는 주제였는지도 모르겠어. 매일매일 수련을 마주 대할 때마다 어떤 자연의 신비와 경이로움 같은 걸 느끼지 않았을까?

연꽃은 뭐랄까, 신비에 싸인 요정의 모습을 보는 듯 묘한 느낌을 주는 것 같아. 다양한 빛깔도 너무 아름답고 말이야. 더구나 고고한 척 뽐내다가 흉하게 사라지는 다른 꽃들과 달리, 우리에게 유용하다는 점도 마음에 들지. 연잎에 밥을 싸서 쪄 먹으면 무척 향기롭고, 반찬으로 해 먹는 뿌리(연근)는 상처를 낫게 하고 설사나 구토를 멎게 한단다.

봄이야! 한참을 입덧으로 고생했는데 이번 주에 들어서면서부터 조금 나아진 것 같아. 고맙다, 너무 오래 걸리지 않아서. 배도 약간 나왔어. 네가 잘 자라고 있는 모양이야. 시간이 조금 더 지나면 엄마 배도 남산만 해지겠지? 어떤 모습이 될지 조금은 두렵기도 하고, 궁금하기도 하네. 그래도 오늘은 하늘인지 물인지 모를 파란색 화면에 떠 있는 연꽃을 보니 마음까지 시원해지고 맑아지는 기분이야. 봄이는 어떠니? 아름다우면서도 쓸모가 많은 연꽃. 참 매력적인 꽃이지? 우리 봄이도 그런 사람이 되면 좋겠다. 보면 볼수록 새로움이 새록새록 피어나는 매력적인 사람. 언젠가 저 남쪽에 있는 동네에 가서 연꽃 가득한 정원을 보자꾸나, 봄이랑 아빠랑.

***

지금 우리 아기는 눈, 코, 입, 귀 등이 무척 자연스럽게 제 자리를
찾아갑니다. 그동안 만들어진 몸의 기관들이 빠르게 성장하는
시기이죠. 휴식 시간에 엄마는 옆으로 눕는 것이 좋아요.
누웠다가 일어날 때에는 너무 빨리 일어나지 않도록 주의하세요.

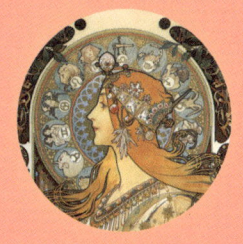

§

알퐁소 무하 Alphonse Maria Mucha 1860~1939

알퐁소 무하는 1860년 당시 오스트리아 왕국(현재의 체코)에서 태어났습니다. 초기에는 극장 배경 장면을 그리는 장식미술 일을 하다가 1879년에는 오스트리아 빈으로 자리를 옮겨 비엔나 극장 디자인 회사에서 일하게 됩니다. 이후 고향으로 돌아와 장식미술과 초상화를 그리던 중 좋은 후견인을 만나게 된 무하는 그의 도움으로 독일 뮌헨 미술학교에서 정식으로 미술 공부를 시작합니다. 1887년 프랑스 파리로 간 무하는 공부를 계속하면서 잡지와 광고 일러스트레이션을 선보였습니다. 무하가 석판화로 제작한 연극 포스터가 파리에서 큰 반향을 일으키면서 그 독특하고 새로운 예술 양식으로 이름을 알리게 됩니다. 이후 무하는 그림, 포스터, 광고와 책표지뿐 아니라 보석, 카펫, 벽지, 극장 무대세트까지 다방면에서 활동하며 오늘날 '아르누보'로 불리는 '무하 스타일'로 국제적인 명성을 얻게 됩니다.

14주_무하〈황도 12궁〉

당당한
자신감

아가, 안녕! 오늘은 순정만화처럼 정말 예쁜 그림을 소개하려고 해. 언젠가부터 20대 여성들 사이에서는 다양한 그림이 섬세하고 예쁘게 그려진 타로 카드 점이 인기가 많단다. 젊음의 거리로 대표되는 대학로나 홍대 앞 거리 어디서든 작은 천막 앞에서 줄지어 기다리는 젊은 처자들을 쉽게 볼 수 있거든. 타로 카드로 사람의 심리나 상황을 읽어 내고 미래를 점친다는 게 정말 가능한지는 의문이지만, 타로 카드가 새로운 문화 코드로 급부상 중인 것만은 분명한가 봐.

타로 카드에 그려진 예쁜 그림들은 체코가 자랑하는 국민화가 알 폰소 무하의 그림과 매우 비슷해. 실제로 많은 부분에서 영향을 받았다고 하네. 액자처럼 테두리를 예쁘게 꾸민 틀 안에 아리따운 여인네의 모습은 우리의 판타지를 자극하기에 충분하지. 가녀리고 사랑스러우면서도 왠지 카리스마 느껴지는 여신 같은 이미지는 소녀 같은 처자들의 대리만족에 크게 기여하는 것 같기도 하고. 하긴 뭐, 세상에 예쁜 거 싫어할 사람이 어디 있겠니?

〈황도 12궁〉이라는 제목의 이 그림 역시 순정만화 같기도 하고 타로 카드 같기도 한 그림이야. 이 그림은 1896년 파리의 미술저널 《라 플륌(La Plume)》을 위한 대형 달력 디자인의 일부였다고 해. 아르누보 풍의 곡선으로 예쁘게 장식된 테두리가 하나의 액자 같은 느낌을 주네. 초록잎이 무성한 숲 속 커다란 괘종시계 앞에 그림같이 서 있는 여인의 표정이 당당하면서도 야무지지? 고고해 보이는 눈매와 날카로운 콧날, 꼭 다문 입술이 무척 아름답구나. 금발 머리에는 화려하게 장식된 관이 얹혀 있고, 가슴께에도 형형색색의 아름다운 구슬들이 둘러져 있어. 바람에 날리는 것처럼 우아하게 보이는 머리칼이 정적인 표정과 대비되는 것 같아.

그림 속 여인은 시간의 흐름을 통제하는 여신이라도 되는 걸까? 그리스 신화에서는 시간의 신이 크로노스라고 불리는 남성 신으로 나오는데, 그렇다면 그림 속 여인은 시간의 흐름 그 자체를 의미하는 것인지도 모르겠다. 그녀 뒤에는 황소자리, 쌍둥이자리, 전갈자리, 사자

자리 등의 별자리로 이뤄진 황도 12궁이 그려져 있네. 시간의 흐름이 별자리로 표현되어 있어.

현란하게 장식된 예쁜 여인들을 보여 주는 다른 그림들과 달리 이 그림 속 여인은 차분하면서도 우아하고 감정이 절제된 듯한 느낌을 주지. 거기에다 보는 이를 침묵하게 만드는 놀라운 권위까지 지니고 있어. 이런 여인의 표현과 작품 전체에 흐르는 금빛은 신비로움 가득한 비잔틴 미술과도 공통점이 있지. 성서의 내용을 주로 다루던 비잔틴 미술에서는 형태와 대상의 실제적인 표현보다는 경외감을 불러일으키는 신비로운 표현이 가장 중요했거든. 오래 전 미술의 특징을 현대적인 여인들의 표현과 결합했다는 점은 무하만의 독특함일 거야. 그리고 형태를 깔끔하게 마무리해 주는 굵은 외곽선은 포스터를 제작했던 경험에서 비롯된 것 아닐까? 그러고 보니 무하처럼 예쁜 여인들을 잘 그렸던 15세기의 대가 보티첼리의 그림에서도 인체의 외곽선을 찾아볼 수 있지.

무하는 포스터 외에도 의상 및 무대 배경과 보석 등의 디자인을 섭렵하며 당대에도 충분히 명성을 날렸던 인기 여성 작가야. 그녀의 그림들은 창백하면서도 담담한 색채가 주는 서늘하면서도 신비로운 느낌과, 장식적인 소품들로 자태를 뽐내는 우아한 여인네들의 아름다움이 압권이지. 무하는 현재 체코 사람들의 큰 자랑이야. 프라하에 가면

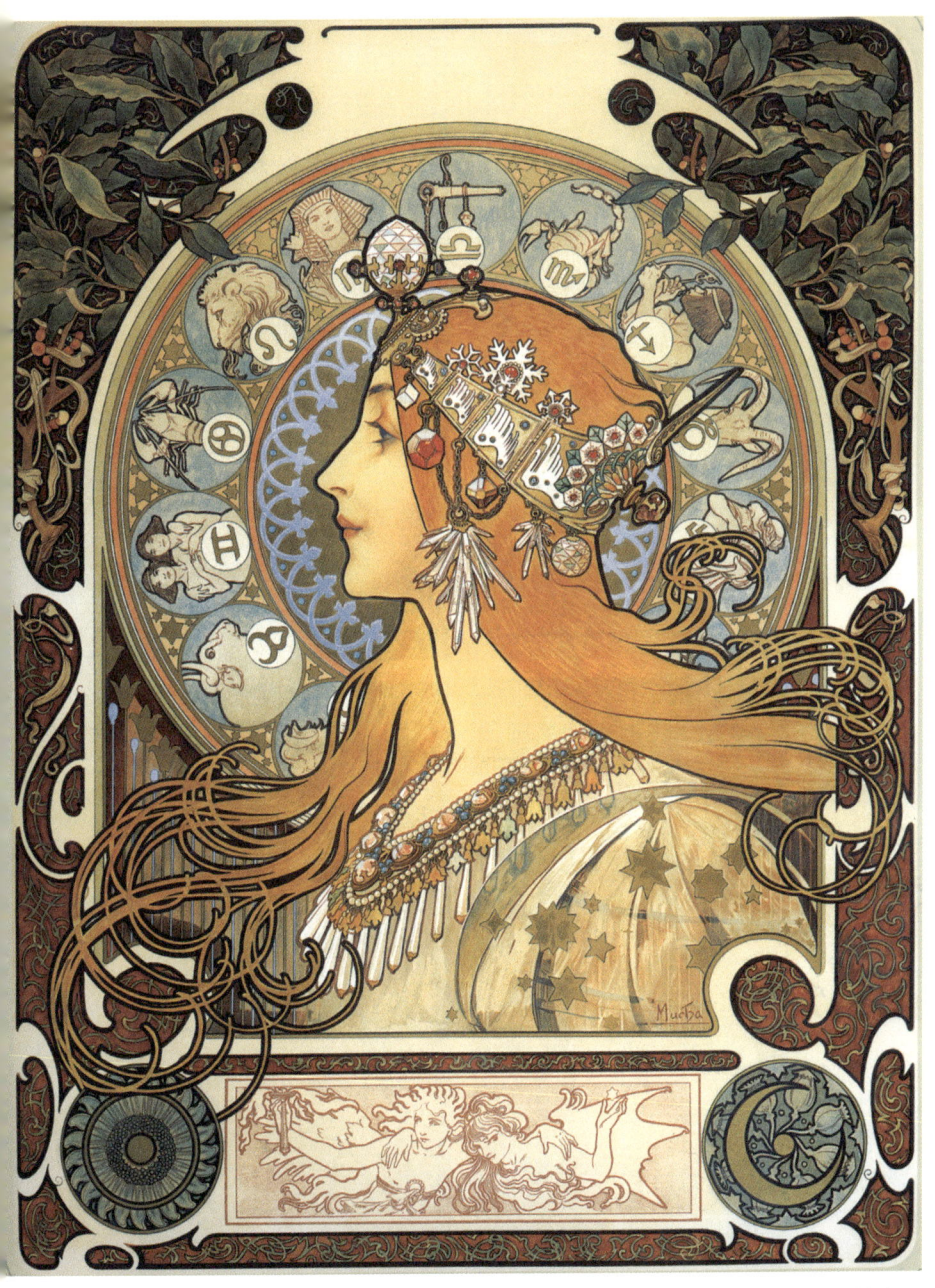

〈황도 12궁〉, 석판화, 65.7×48.2cm, 1896~1897년, 체코 프라하 무하 미술관

무하 미술관도 있고, 기념품 가게 곳곳에서 그녀의 그림엽서를 살 수 있거든. 이 그림 역시 2004년 여름 엄마가 유럽을 여행할 때 프라하 성의 황금소로를 둘러보다가 기념품으로 엽서를 구입하면서 알게 된 거란다. 그중 가장 예쁘다고 생각해서 집어 들었는데, 1년 뒤 프라하를 방문했던 네 아빠 역시 똑같은 엽서를 사 들고 온 거 있지? 재미있지 않니?

우리나라에서도 몇 년 전부터 무하에 관한 책들이 여러 권 나왔어. 요즘은 독특하고 예쁜 디자인에 관심이 증폭되고 있는 때라서 그 취향에 딱 맞아떨어지는 작가가 아닌가 싶어. 참, 프라하 성에 있는 성 비투스 교회의 스테인드글라스 중에서도 무하가 작업한 것이 하나 있어. 굳이 찾아보지 않더라도 교회 안에 들어서면 금방 알아차릴 수 있을 만큼 다른 창들과 확연히 차이가 나더구나. 초록빛과 푸른빛이 조화를 이룬 아름다움은 정말이지 말로 형용할 수 없을 정도란다.

봄이야! 처음엔 시간이 과연 갈까 싶었는데 벌써 4개월로 접어들고 있어. 지금쯤 넌 이미 예쁜 얼굴과 깜찍한 손발을 가지고 바깥세상에서 무슨 일이 벌어지는지 귀를 쫑긋 세우고 있지 않을까? 네가 얼른 나와서 엄마랑 같이 예쁜 그림도 보고 이야기도 하고 그러면 좋겠다. 아마 네가 여자아이라면 무하의 그림을 따라 그린다고 무척 요란스러울 텐데. 아무튼 네가 아들이든 딸이든 이 그림 속 여인처럼 어깨 쭉

펴고 입술 꼭 다물고 당당하게 세상을 향해 걸어 나가는 그런 사람이 되면 좋겠어. 엄마는 어릴 때 너무 겁도 많고 내성적이라서 늘 구석에서 움츠러들어 있었던 게 지금도 너무너무 안타깝고 후회스럽거든. 씩씩하게 뛰어다니며 새로운 일에 부딪쳐 보고, 당당한 자신감을 가지고 앞으로 힘차게 나아갔더라면 좋았을 텐데 말이야. 오늘은 여기까지! 잘 자고 잘 먹고 건강하고 행복한 하루 되렴.

***

지금 우리 아기는 몸을 구성하는 중요한 신체 기관들이 대부분 형태를 갖추게 됩니다. 태반이 거의 완성되어 안정기에 접어들지요. 팔과 다리에 관절이 생기고 태아의 몸이 점점 단단해진답니다.

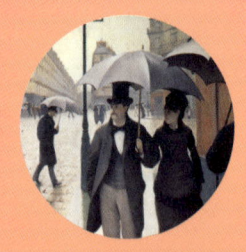

귀스타브 카유보트 Gustave Caillebotte 1848~1894

귀스타브 카유보트는 1848년 프랑스 파리 상류층 가정에서 태어났습니다. 그의 아버지는 가업을 이어받아 직물 사업을 했으며, 상업에 관련된 판사 일을 하기도 했죠. 카유보트는 1868년 법학 학위를 딴 후 프랑스-프러시아 전쟁에 참여했습니다. 전후에 그림 공부를 시작해, 1873년 에콜 데 보자르에 입학했답니다. 그는 1876년에 있었던 두 번째 인상주의전에 참여해 초기 작품들을 선보였지요. 카유보트는 그 시대 인상주의 화가들의 영향을 강하게 받았지만, 그림을 그리는 방식은 무척 사실주의적이었습니다. 특히 그림에서 보이는 독특하고 놀라운 시점의 사용은 그만의 특징입니다. 경제적으로 여유로웠던 카유보트는 함께 교류하던 동료 화가들의 작품을 구입하고 지원하는 등 인상주의 그룹에서 중요한 역할을 했습니다.

15주_카유보트 〈파리의 거리, 비 오는 날〉

비 오는
소리

아가야, 시원한 빗소리가 들리니? 그동안의 더위를 날려 줄 빗소리를 들으니 엄마는 마음까지 깨끗이 씻겨 나가는 것처럼 상쾌하고 기분이 좋단다. 그럼 오늘은 비 오는 풍경을 그린 귀스타브 카유보트의 그림을 한번 보자꾸나.

〈파리의 거리, 비 오는 날〉은 비 오는 파리의 거리 모습을 매우 사실적으로 그린 그림이야. 그림 속 배경의 건물들과 물에 젖어 반들거리는 깨끗한 길바닥이며 얌전하게 차려입고 곱게 우산을 쓴 채 걸어가는 여인과 신사들까지. 회색빛을 주로 사용해 비 오는 날의 흐릿하면서도 차분한 느낌을 있는 그대로 전달해 주는 것 같아. 마치 우리가

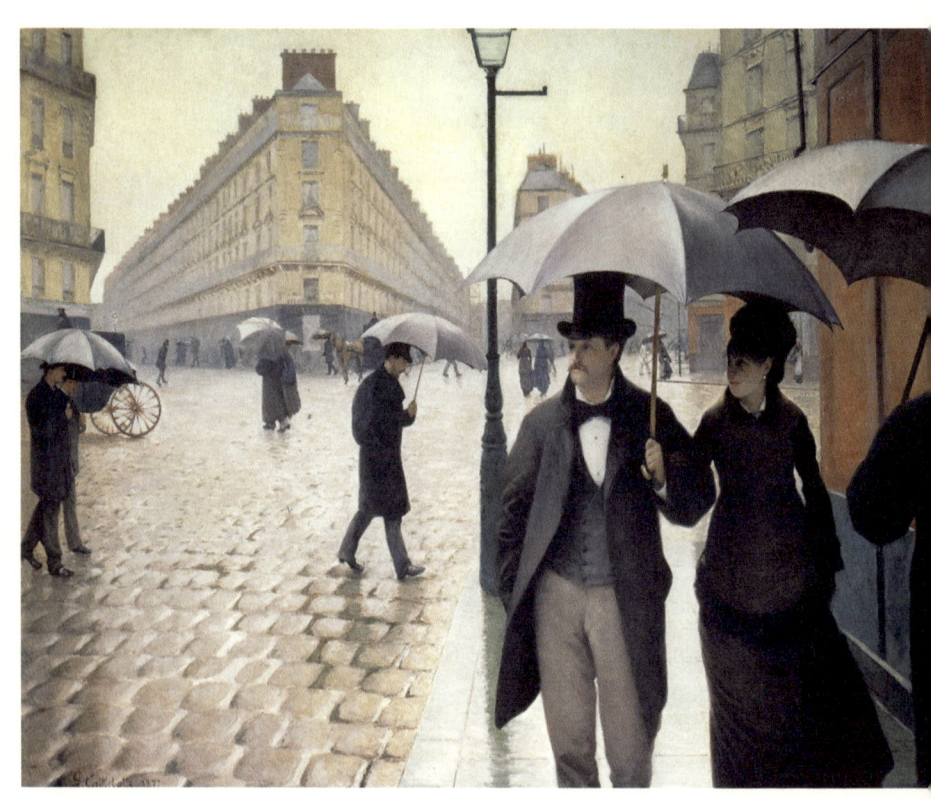

〈파리의 거리, 비 오는 날〉, 캔버스에 유화. 212.2×276.2cm, 1877년, 미국 시카고 아트 인스티튜트

그림 속 풍경에 함께 서 있는 것처럼 느껴지지 않니?

선명한 사진처럼 보이는 이 그림은 카메라 렌즈를 통해 들여다본 것 같은 독특한 시점이 눈에 띈단다. 특히 그림 왼편으로 보이는 건물을 입체감 있게 묘사해서 마치 건물의 모서리 부분이 우리를 향해 불쑥 튀어나온 것처럼 느껴지니 말이야. 덕분에 마치 우리가 화면 깊숙이 걸어 들어갈 수 있을 것만 같은 깊이감을 선사하지. 그야말로 원근법의 정석 같은 그림이 아닐까? 카유보트는 이렇게 대담하고 과감한 원근법을 사용해서 당시에도 용감하다는 평을 많이 들었던 화가야.

카유보트의 그림은 견고한 데생에 바탕을 두고 있으면서 마무리도 꼼꼼하지. 색조는 대체로 어두운 편인데, 그런 그가 19세기 프랑스에서 유행한 인상주의 화가들과 함께 활동을 했단다. 인상주의 화가들은 빛을 받아 화사하고 눈부신 그림을 많이 그렸는데 말이야. 왜일까? 카유보트는 인상주의 화가들이 그렇듯 당시 산업혁명으로 인해 편리하고 새로워진 근대 생활을 그림의 주제로 삼았거든. 카유보트의 대표작인 〈마루를 깎는 사람들〉을 보면, 공간 속 인물들에 비춰드는 역광 조명이나 마루 표면에 반사되는 미묘한 빛의 작용에 많은 관심을 가진 걸 알 수 있어. 이 역시 인상주의 화가들과의 공통점이지.

그렇긴 해도 그는 인상주의 그림에서 주로 드러나는, 물감들이 뒤엉킨 질감의 표현보다는 공간을 어떻게 표현하느냐에 더 관심이 많았던 것 같아. 또 그림 속 인물들이 주로 남성이었다는 점도 동료 화가들과의 차이점이지. 엄마 생각엔 그의 또 다른 그림 〈창문에 선 젊은 남자〉라는 그림 속에서 뒤돌아선 채 밖을 내다보는 젊은 남자의 모습이, 동시대 화가들과 교류하면서도 자신만의 예술 세계를 추구했던 고집스러운 작가 자신이 아닌가 싶어.

카유보트의 그림에 보이는 파리의 거리가 어떠니? 프랑스의 수도인 파리는 무척 낭만적인 도시라서 누구나 한 번쯤 가보고 싶은 곳이지. 그런데 이 그림 속의 파리는 뭐랄까, 무척이나 깨끗하고 단정한 느낌이네. 이건 19세기 중반에 오스만의 파리 개조 계획에 따라 재정비된 파리의 새로운 모습을 반영한 것이라고 해. 산업혁명 이후 인구가 급속히 늘어난 파리의 환경이나 위생 상태를 개선하기 위해 교통망을 조직하고, 하수구를 설치하고, 공원과 시설들을 새로 만들고, 가로수를 심는 등 청결한 도시를 만들었지. 그런 면에서 카유보트의 그림은 단순히 비 오는 날의 물기 어린 풍경을 그린 그림이 아니라, 당시의 변화하는 근대 도시 파리에 대한 일종의 찬양과 자긍심이 담긴 그림인 거지.

봄이야! 우리나라는 6월 말이나 7월 초에는 장마가 시작된단다. 며칠 동안이나 계속 비가 쏟아지지. 전에는 그게 참 지루하게 느껴지곤 했는데, 지금 생각해 보면 다 우리에게 필요한 것 같아. 적당할 때

비가 오고 또 적당하게 햇빛을 받아야 곡식과 과일도 잘 익고 풍년이 드니까 말이야. 봄이가 세상에 나오면 예쁜 고무장화를 신고 신나게 빗속에서 놀아 보고 싶구나! 텀벙텀벙 물을 튀기면서 뛰어다니면 너무 재미있을 것 같아. 기대하렴~

***

지금 우리 아기는 키는 16~18cm, 체중은 120g 정도예요. 신장이 형성되어 소변을 만들어서 내보낼 수 있지요. 뇌가 발달해 외부 자극에도 반응하게 됩니다. 엄마 몸에서는 초유가 만들어지기 시작해요. 아기의 건강을 위해 당근, 브로콜리, 토마토, 강낭콩, 굴, 새우, 생선, 해조류를 챙겨 먹으면 좋아요.

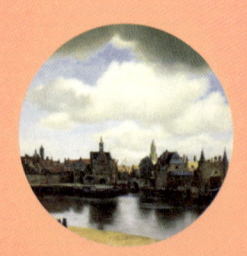

얀 페르메이르 Jan Vermeer 1632~1675

얀 페르메이르는 1632년 네덜란드 델프트에서 태어났습니다. 은 세공사이던 그의 아버지는 이후에 그림 판매상이 되었죠. 페르메이르가 화가가 되기 위해 누구에게 어떤 교육을 받았는지는 알려진 바가 없습니다. 그림 판매상 일을 하던 페르메이르는 1653년 화가들의 조합인 성 루가 길드의 회원이 되었습니다. 그는 자신이 관찰한 것을 오랜 시간에 걸쳐 섬세하게 그림에 담아냈기 때문에 현재 남아 있는 그림은 36점 정도밖에 되지 않아요. 그의 그림은 아름다운 색채와 빛, 카메라로 보는 것 같은 독특한 시점, 시간이 영원히 멈춘 듯한 신비로움이 그 특징입니다.

16주_얀 페르메이르 〈델프트 풍경〉

비 온

뒤의

풍경

봄이, 안녕? 덥지는 않니? 해마다 그렇듯이 올해 7월도 장마가 기승이네. 비 오기 전날은 끈적끈적하고 공기도 탁하지만, 그래도 비 온 다음 날은 그야말로 상쾌함 그 자체란다. 온갖 먼지들과 지저분한 잡동사니가 모두 빗물에 씻기고 나무들과 집, 상점들도 샤워를 마치고 나온 듯 말끔해 보이니 말이야.

〈진주 귀걸이를 한 소녀〉로 유명한 17세기 네덜란드의 화가 얀 페르메이르의 〈델프트 풍경〉이 바로 그 상쾌함을 제대로 보여 주는 그림이라고 할 수 있어. 사실 책으로만 이 그림을 접하는 사람은 뭐가 그리 상쾌하냐고, 뭐 그리 대단한 그림이냐고 할지도 모르겠다. 여느 강가의 풍경에 캔버스의 반 이상을 차지한 구름 낀 하늘이 다가 아니냐고 말이야. 하지만 대부분의 명화가 그렇듯이 이 그림도 직접 봐야만 그 진가를 느낄 수 있단다.

네덜란드 헤이그에 마우리츠하이스라는 작은 미술관이 있는데, 작고 아기자기한 곳이지만 좋은 소장품들을 가진 곳으로 유명하지. 특히 유명세에 비해 그의 삶이며 작품에 대해 여전히 불분명하고 알려지지 않은 게 많아서 '델프트의 스핑크스'라는 별명으로 불리는 페르메이르를 대중적으로 알린 〈진주 귀걸이를 한 소녀〉가 있는 곳이기 때문에 사람들이 끊이지 않고 찾는다고 해. 엄마는 예전에 같은 제목의 영화에서 스칼렛 요한슨이란 배우가 똑같은 포즈로 뒤돌아보는 모습을 보고 깜짝 놀라기도 했지. 그런데 정작 이곳에서 엄마에게 감동을 주었던 그림은 바로 이 〈델프트 풍경〉이란다.

사실 페르메이르의 그림은 실내의 내밀한 장면을 그린 것이 많아. 물론 처음에는 다른 화가들처럼 성서나 신화 속 장면들을 많이 그리긴 했지만, 이후에는 주로 아늑한 실내 장면을 많이 그렸거든. 아마도 닫힌 공간 속의 내밀한 느낌이라든가, 창문에서 비쳐드는 빛이 공간 속 인물이나 사물에 어떻게 반사되는지에 관심이 많았던 탓이겠지. 네덜란드 암스테르담의 국립 미술관에 있는 유명한 〈부엌에서 일하는 하녀〉도 그렇고, 〈화가의 스튜디오〉나 〈지리학자〉 등의 그림도 그

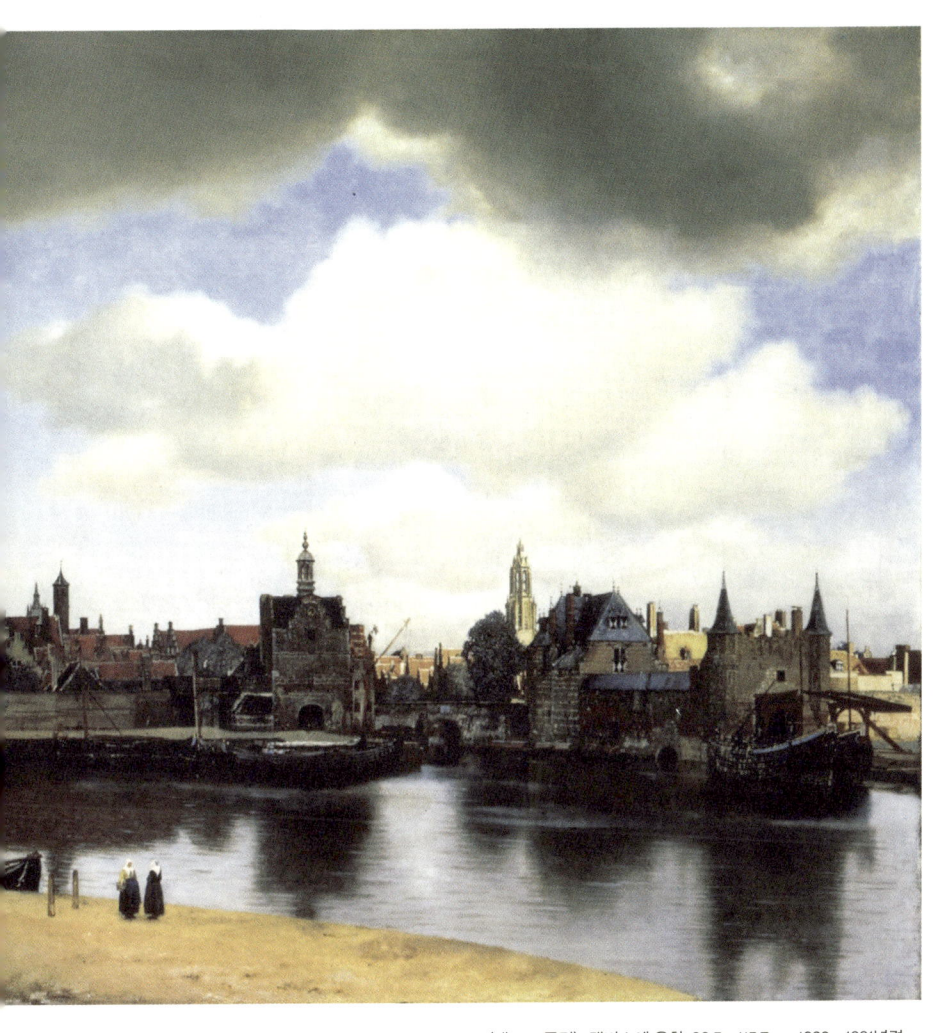

〈델프트 풍경〉, 캔버스에 유화, 96.5×115.7cm, 1660~1661년경, 네덜란드 헤이그 마우리츠하이스 미술관

래. 이런 그림들은 하나같이 시간이 멈춰 버린 듯 고요하고, 수수께끼처럼 온갖 궁금증을 유발하거든. '델프트의 스핑크스'인 작가 자신처럼 말이야. 이렇듯 실내 장면을 주로 그렸던 페르메이르의 그림 중 단 두 점만이 풍경화였단다. 바로 암스테르담 국립 미술관에 있는 〈작은 길〉과 마우리츠하이스에 있는 이 〈델프트 풍경〉이야.

이 그림의 소재는 놀라울 것이 없어. 그저 집들과 그 앞에 흐르고 있는 강물, 하늘이 전부니까 말이야. 페르메이르는 이 그림에서 항구와 마을을 함께 그렸어. 왼쪽에는 마을을 감싼 벽이 있고, 오른쪽으로는 두 개의 문이 보이네. 빛이 동쪽에서 비쳐드는 걸 보면 아마도 아침인가 봐. 화면 왼편에 보이는 교회와 붉은색 지붕을 한 건물들은 어둡게 잠겨 있는 반면, 뾰족탑이 보이는 금빛의 교회를 중심으로 뒤쪽에 그려진 집들과 노란 벽은 환한 햇살을 받아 밝게 빛나는구나. 풍경 속에는 바람 한 점 불지 않는지 강가의 물결조차 고요하기 그지없어서 마치 시간이 멈춰 있는 듯한 느낌을 주네. 전경에 서 있는 사람들 역시 미동도 느껴지지 않을 정도야. 실외 장면을 그린 몇 안 되는 그림이지만, 역시 실내 장면에서 보이던 그만의 부드럽고 고요한 느낌을 그대로 느낄 수 있을 것 같아.

이 그림에서는 정말이지 놀랍도록 빛을 자유자재로 사용한 페르메이르의 능력을 백 퍼센트 아니, 그 이상 느낄 수 있단다. 풍경 속에 있는 집들이 어쩌면 그렇게 하나하나 선명하게 빛나던지, 마치 비가 갠 뒤의 풍경 같은 상쾌하고 선명한 느낌이 너무나 생생하게 살아 있어. 그림 속 건물들 하나하나가 방금 물기를 닦아 낸 듯한 그 생생한 느낌, 건물 지붕 위에서 반짝이는 빛이며 햇빛이 쏟아지는 교회 꼭대기의 표현이며 어두운 그림자 속에 잠긴 강가의 사실적인 느낌까지……. 그야말로 빛에 따라 달라지는 풍경의 미묘한 뉘앙스를 완벽하게 표현한 그의 놀라운 능력에 감탄사가 절로 났단다. 정말이지 직접 그림 앞에 서야만 이런 느낌을 온전히 느낄 수 있을 거야.

봄이는 이 그림이 마음에 드니? 엄마는 유럽 미술관 여행을 하면서, 그리고 아빠는 벨기에로 출장 갔을 때 각자 이 마우리츠하이스에 갔단다. 이곳에는 렘브란트의 유명한 그림도 있고, 우리가 앞에서 봤던 예쁜 꽃 정물도 있고, 이목을 끌 만한 그림이 제법 많거든. 그런데 신기하게도 엄마와 아빠 둘 다 이곳의 하이라이트라고 꼽은 그림이 바로 〈델프트 풍경〉이었어. 그런 걸 보면 엄마 아빠는 정말 천생연분인가 봐? 후훗. 그래서 비 오는 장마철에 맞춰 이 그림을 네게 보여 주는 거야.

헤이그를 다녀온 뒤로 언젠가 네덜란드의 작은 마을들을 돌아보고 싶었는데, 그때 우리 봄이랑 아빠랑 다 같이 이 그림을 볼 수 있으면 참 좋겠다. 언제가 될지, 그런 기회가 정말 주어질지 알 수 없지만 괜찮아. 꿈꾼다는 건 늘 행복하고 즐거운 일이니까. 그리고 간절히 꿈꾸다 보면 언젠가는 이뤄지게 마련이니까.

* * *

지금 우리 아기는 각 장기의 기능이 거의 완성됩니다.
심장 박동이 더욱 힘차져서 온몸으로 혈액을 보내지요.
그래서 아기의 피부도 붉은빛이 돌기 시작합니다.
엄마는 아랫배가 손으로 만져질 만큼 볼록해져요.

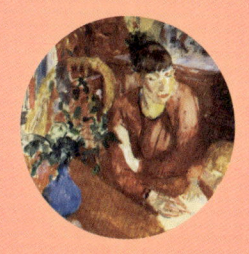

§

릭 바우터스 Rik Wouters 1882~1916

릭 바우터스는 1882년 벨기에 메헬렌에서 태어났습니다. 11세 무렵부터 장식 조각가였던 아버지의 공방에서 나무 조각과 가구 장식을 했습니다. 1899년에 메헬렌 순수미술 아카데미에서 수학 후 1900년엔 수도 브뤼셀의 순수미술 아카데미에서 샤를 반 데르 스타펜(Charles van der Stappen)에게 조각을 배웁니다. 그곳에서 그의 모델이었던 엘렌과 결혼도 합니다. 가난한 생활을 하면서도 작품 활동을 게을리 하지 않은 탓에 릭 바우터스는 1909년에 로마상(Prix de Rome)을 수상하고, 1911년에는 상징주의자들의 중요 전시였던 '레 뱅(Les XX)'의 후신인 '자유미학전(La Libre Esthetique)'에 참여하게 되며, 1912년 브뤼셀에 있는 지로 갤러리(Gallery Giroux)와 계약을 맺으면서 성공한 화가의 길을 걷게 됩니다. 그러나 제1차 세계대전에 참전한 이후 건강이 악화되어 젊은 나이에 세상을 뜨게 됩니다. 릭 바우터스의 그림은 제임스 앙소르와 야수파의 영향으로 생생한 색채가 살아 움직이는 듯한 분위기, 즐거움과 밝음과 따스함이 가득 넘치는 화면으로 큰 사랑을 받았습니다.

17주_바우터스 〈교육〉

너와

함께하는

시간

아가야, 안녕! 잘 지내니? 지난달만 해도 엄마 배는 똥배가 살짝 나온 것처럼 보이더니 이제는 제법 티가 나는 것 같아. 아무리 반짝이는 옷을 입어도 배가 약간 둥글게 보이더라고, 하하. 처음에는 시간이 안 간다고 투덜거리곤 했는데 어느새 5개월로 접어들고 있네. 아빠는 슬슬 걱정되나 봐. 사실 엄마도 잘할 수 있을지 걱정되긴 해.

그래도 기다리던 우리 봄이를 만나면 참 좋을 거야. 엄마 아빠의 삶에 아름다운 꽃처럼 활기를 불어넣어 주지 않을까? 온 세상을 연둣빛 잎사귀들과 알록달록 예쁜 꽃으로 물들여 주는 네 이름, '봄'처럼 말이야. 오늘 그림은 봄처럼 상큼하고 기분 좋은 그림이란다. 바로 벨기에 화가 릭 바우터스가 그린 〈교육〉이란 그림인데, 제목은 약간 딱딱하지만 그림은 그야말로 따스함이 가득 넘치는 사랑스러운 그림이야. 어때? 그렇지 않니?

잘생긴 얼굴에 눈빛이 선한 이 멋쟁이 화가 아저씨는 짧은 일생 동안 회화와 조각 작품을 골고루 남긴 예술가였는데, 어렸을 때부터 아버지를 도와서 나무 조각이나 가구 장식 같은 일을 했었다고 해. 그는 초기에는 벨기에 작가 제임스 앙소르에 대한 존경심을 담아 앙소르의 색채에 대한 열정을 자신의 작품 속에 그대로 반영했는데, 후기로 갈수록 색채가 점점 밝아져서 더 밝고 더 맑은 색채를 사용하게 되지.

1909년에는 프랑스 야수파의 영향을 받은 브라반트 야수파(Brabant Fuavists)와 교류를 했는데, 이 시기 그의 그림은 좀더 스케치 같은 느낌을 주게 돼. 그리고 1912년에는 프랑스 파리와 독일 쾰른, 뒤셀도르프 등지로 여행을 다니면서 오귀스트 로댕, 폴 세잔, 빈센트 반 고흐에게 심취하게 되었지. 역시나 동시대인이자 대가인 사람들의 그림을 보는 게 큰 도움이 되었던 모양이야. 물론 여유롭게 자연 속을 거닐며 느꼈던 자연의 아름다움과 색채의 향연도 화가에겐 커다란 자극이 되었겠지. 그래서 이 무렵 그의 작품에서는 색채가 반짝이는 빛을 덧입어 아름답게 빛나게 되거든.

오늘 보는 그림도 그렇단다. 붉은빛이 주조를 이룬 화면이 무척 밝

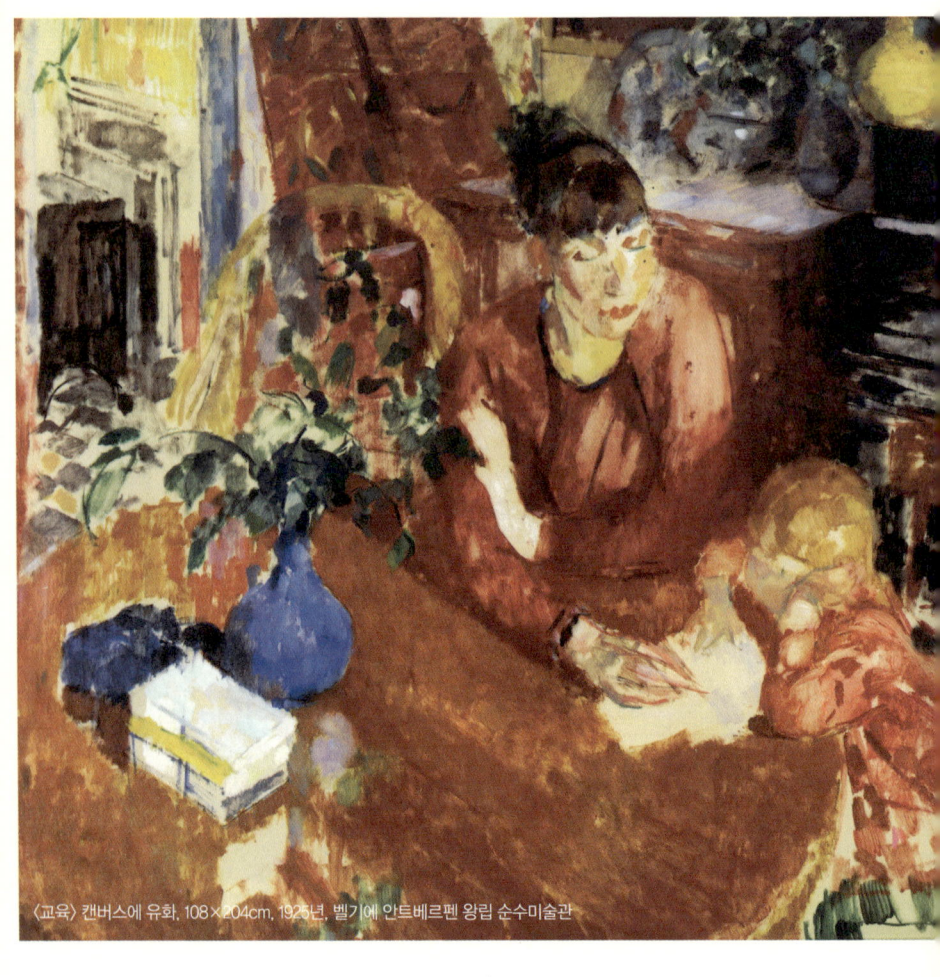

〈교육〉 캔버스에 유화, 108×204cm, 1925년, 벨기에 안트베르펜 왕립 순수미술관

고 즐거운 느낌을 주지. 비슷한 색조의 옷을 입고 마주 앉은 두 사람은 엄마와 딸인 것 같지? 여기서 엄마는 화가의 아내 같아. 처음엔 화가의 모델이었다가 화가의 뮤즈가 되었던, '넬'이라고 알려진 여인. 화가는 넬을 모델로 많은 그림을 그렸는데, 이 그림 속 엄마도 넬을 닮았거든. 아마도 그림 속 엄마는 아이와 함께 글을 읽거나 글자 쓰기 연습을 하거나 함께 숙제를 하는 것이겠지? 붉은색 옷을 입은 엄마와 아이, 그리고 주황빛 테이블과 노란 의자, 테이블 위와 엄마 뒤편에 놓인 싱그러운 초록빛 식물들과 파란 화병이 모두 조화를 이루어 화면에 생기와 운동감을 가득 불어넣어 주는 것 같아. 테이블 위에 놓인 꽃들 주위로 드문드문 남겨진 하얀 부분은 마치 햇살이 막 쏟아지고 있는 듯한 느낌을 준다, 그치? 뒤편에서는 붉은빛 커튼의 비스듬한 모양새가 마치 기분 좋게 불어오는 바람까지 느끼게 해 주는 것 같아서 엄마 기분도 상쾌해지는걸?

이 그림에서 짐작할 수 있는 것처럼, 릭 바우터스 역시 동시대의 인상주의 화가들처럼 빛에 깊은 관심을 가지고 연구했던 사람인가 봐. 그가 주로 실내 장면이나 정물화를 그리면서도 그 관심을 놓지 않았던 걸 보면 말이야. 그런데 1911년 무렵엔 그동안 주로 사용하던 나이프를 대신해 붓을 선택하게 돼. 그렇게 하니까 그림 속 형태들이 좀 더 부드러워지게 되었지. 그리고 수채화처럼 맑은 느낌을 살리기 위해 색을 묽게 해서 캔버스에 충분히 스며들게 했지. 그 차이가 보이니? 실제로 이전에 그렸던 그림들에선 딱딱한 나이프를 사용했기 때문에 그 자국들이 네모난 형태로 규격화되고 고정된 느낌을 주었는데, 이 무렵의 그림들에선 더 맑고 다양하고 자유로운 붓 자국이 느껴져 훨씬 생동감이 넘쳐. 그의 그림이 주는 밝고 경쾌하고 시원한 느낌은 동시대 인상주의나 야수파와 달리 좀더 자유롭고 폭넓은 색면에서 비롯되는 게 아닌가 싶어. 엄마 역시도 그런 느낌 때문에 이 작가를 좋아하게 되었거든.

봄이야, 이제 어느덧 20주가 다가오고 있어. 우리 봄이가 태어나면 매일매일이 비슷한 것 같아도 어느새 앉고 서고 걷고 그러겠지? 이 그림 속 엄마와 아이를 보며 엄마는 먼 훗날의 일처럼 실감이 나지 않는데, 어느새 17주가 된 것처럼 또 그렇게 시간이 갈 거라 생각하니 기분이 참 이상해. 우리도 저렇게 즐거운 시간, 여유롭고 기분 좋은 오후를 보낼 날이 곧 오겠지? 저렇게 밝고 맑고 기분 좋은 매일의 일상이 찾아오기를…… 너와 그렇게 행복한 하루하루를 보내게 되기를…… 소망해 본다. 사랑한다, 아가야.

***

지금 우리 아기는 엄마 아빠의 목소리를 어느 정도 들을 수 있답니다. 또 이제는 강한 불빛에 반응하게 되지요. 엄마는 철분제를 복용하기 시작하는 게 좋아요.

18주_마티스 〈붉은 물고기〉

자 연 과

함께

사는 법

아가야, 안녕! 창밖의 풍경이 보이니? 오늘은 아침부터 비가 쏟아지네. 우린 지금 봄이 할머니 댁에 가는 길이야. 하늘을 향해 쭉쭉 뻗어 있는 가로수의 저 진한 잎 좀 보렴. 녹색으로 넘실대는 창밖 풍경이 마티스의 그림이 주는 맑고 시원한 느낌과 닮은 것 같아.

오늘 엄마가 보여 줄 그림은 마치 어린아이가 그린 듯, 마무리가 덜 된 듯한 붓질이 더욱 정겨운 〈붉은 물고기〉란다. 물속에 든 네 마리의 붉은 물고기가 진분홍 꽃들과 초록빛 잎사귀들에 둘러싸여 화면 속에서 신나게 춤추는 것 같아. 마구 칠한 듯한 붓 자국이 뻔히 눈에 드러나는데도 너무나 밝고 예쁘고 사랑스러운 그림이지. 이런 유쾌함을 찾을 수 있어서 엄마는 마티스의 그림이 참 좋아. 그저 집 귀퉁이에 있을 법한 작은 공간 속 표정일 텐데, 이렇게 살아 숨 쉬는 것처럼 생동감이 넘치다니. 역시 강렬한 색채, 자유분방한 붓질이 마티스답다.

그렇다고 해서 마티스가 모든 그림을 즉흥적으로, 순간적으로 드는 느낌대로 표현한 것은 아니야. 마티스는 그림 속 대상의 본질을 추구했던 화가거든. 그래서 아무리 자유로운 인상을 주는 그림이라고 해도, 충분히 오랫동안 생각하고 색채와 구성을 균형 있게 조절해서 그렸다고 해.

1908년 12월 《르 그랑 리뷰(Le Grand Revue)》라는 잡지에 발표된 〈화가의 노트〉라는 글을 보면, 마티스의 예술관을 잘 알 수가 있어. 그는 여기에서 "나에게 있어서 표현은 사람의 얼굴에 반사되거나 혹은 격렬한 제스처에 의해 표현된 열정이 아니다. 나의 그림의 전체 구성은 표현적이다. 모든 부분은 각기 주어진 역할을 할 것이다. 구성이란 화가의 느낌을 표현하기 위해 다양한 요소들을 임의대로 장식적으로 배열하는 기술이다. …… 하나의 작품은 전체 속에서 조화로워야 한다."고 말하고 있어. 마티스의 그림에서 정말 중요한 건 화면 전체가 조화를 이루는 표현성인 거지.

이 그림 역시 빛과 명암을 완전히 무시하고 그림의 장식적인 효과에만 집중한 것처럼 보이지 않니? 하지만 그림을 자세히 살펴보면, 화

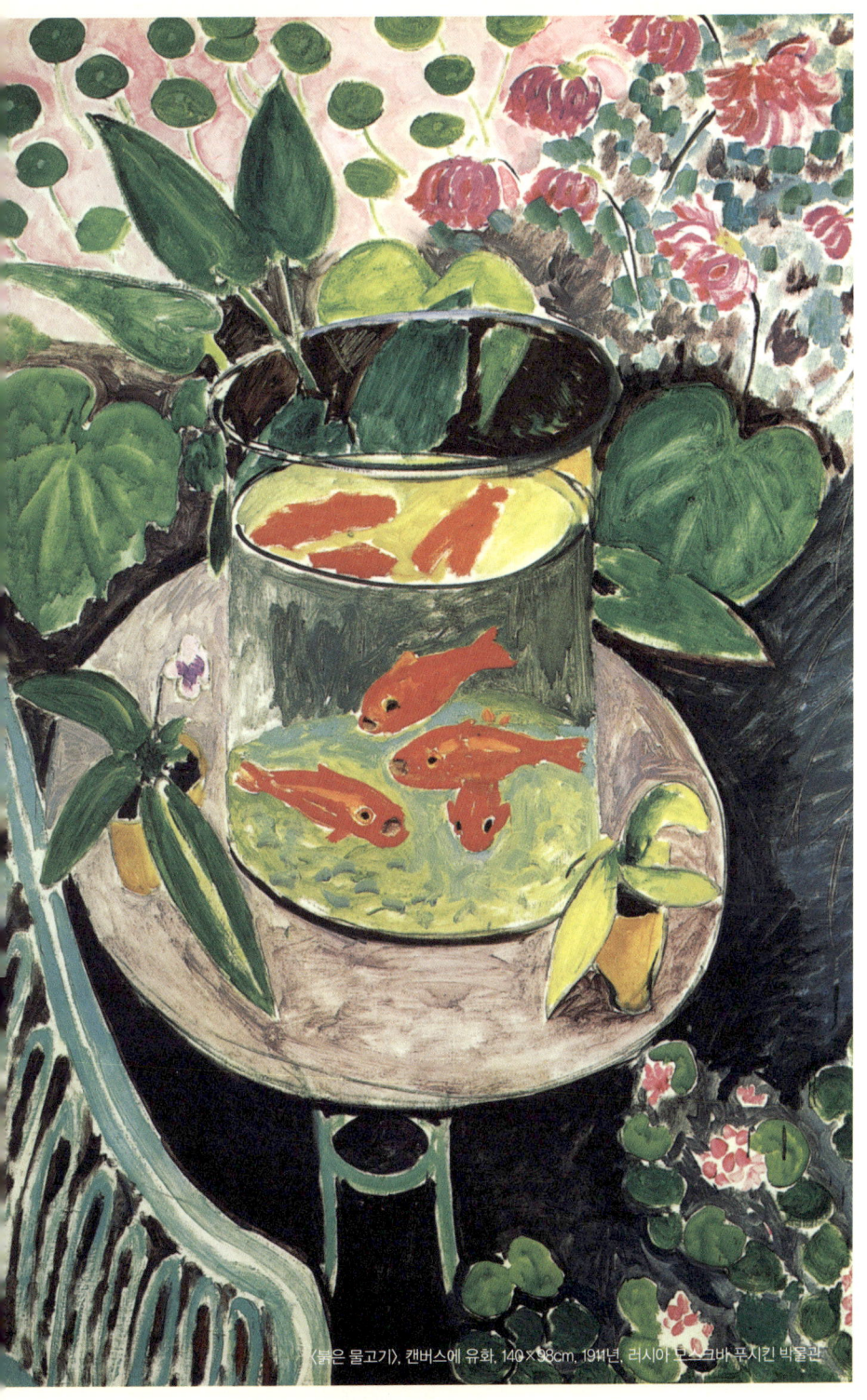

〈붉은 물고기〉, 캔버스에 유화, 140×98cm, 1911년, 러시아 모스크바 푸시킨 박물관

면 위쪽의 식물들은 환한 햇살을 받은 듯이 밝게, 또 테이블 아래는 어둡게 표현해 주고 있어. 더불어 화면에 얇고 투명하게 색을 입혀서 선과 색채가 함께 그림을 구성하고 있지. 오래 전 르네상스 시기에는 '선'으로 대변되는 드로잉이 그림에서 가장 중요한 요소로 인정받았는데, 색채의 마술사였던 마티스는 색채 역시 선과 동등한 그림의 구성 요소로 사용한 셈이야. 사실 마티스에게 색채는 작가의 감정을 표현하는 상징적인 기능을 가지고 있었거든. 또한 사물의 본질을 결정지어 주는 요소이기도 하고 말이야.

그뿐만이 아니야. 고정된 시점을 사용하던 원근법에서 벗어나 각기 다른 시점을 적용해서 그림을 그렸어. 이 그림에서도 원형의 테이블은 아주 높은 곳에서 전체를 내려다본 모습이고, 붉은빛의 물고기들은 눈높이를 맞추어 옆에서 바라본 듯해. 또 커다란 비커 모양의 어항은 살짝 까치발을 들고 들여다본 듯한 시점으로 그려져 있잖아. 뒷면에 있는 자줏빛 꽃들과 초록빛 이파리들은 마치 우리가 올려다보고 있는 것 같고 말이야. 지금까지 얘기한 이런 특징들이 바로 마티스의 그림을 '현대적'이라고 하는 이유란다.

마티스는 물고기와 꽃, 혹은 그 외 정물들을 가끔씩 그리곤 했는데, 엄마는 그중에서도 이 그림이 가장 예쁘다고 생각해. 앞에서 본 〈생의 기쁨〉처럼 새로운 접근으로 그려 낸 풍경화도 미술사적으로 의미 있고 아름답지만, 이 그림은 뭐랄까 아이 같은 천진난만함과 선과 색채의 조화에서 오는 청량감 같은 것이 더 뛰어난 것 같아. 그리 대단하지 않은 작은 공간 속 표정인데도 이렇게 커다랗게 그려 넣어서 '나 좀 봐!' 하고 아우성치는 것 같기도 하고. 후훗.

그러고 보니 엄마가 초등학교 다닐 때 교실에서 금붕어를 키우던 기억이 난다. 반 아이들이 쉬는 시간마다 가서 들여다보고 먹이도 주고 신기해하며 키웠는데, 마티스가 그린 붉은 물고기들 역시 그때의 금붕어 같아. 그래도 이 녀석들은 주변 환경이 꽤 쾌적한 곳에 살고 있네. 보랏빛 테이블 위에 다른 화분과 같이 올려져 있고, 그 주변으로 붉은 꽃들과 파란 이파리들이 둘러싸고 있잖니. 작가가 모든 선과 색채의 사용에 심사숙고했음을 생각해 보면, 이 모든 형태들이 다 음악의 화음처럼 조화를 이루도록 의도된 것이란다. 마티스에겐 선과 색채의 조화로움을 활용해 화면을 구성하는 게 가장 중요했으니까 말이야.

전체적인 색감이 정말 시원스럽지 않니? 왠지 그림 속에도 금세 빗방울이 몇 방울 떨어질 것만 같아. 봄이야, 역시 사람은 자연과 가깝게 살아야 하나 봐. 이렇게 금방 마음이 환해지고 시원해지는 걸 보니. 엄마가 어린 시절 보고 자랐던 시냇가, 푸르른 나무와 꽃, 맑은 물, 파란 하늘, 이런 것들을 앞으로도 계속 보고 살 수 있으면 얼마나 좋을까. 우리 봄이, 오늘도 건강하게 잘 먹고 잘 자렴. 언제 네가 뱃속에서 움직이는 걸 느낄 수 있을까? 기다려진다.

***

지금 우리 아기는 엄마가 느끼는 감정을 함께 느낄 수 있답니다. 웃거나 우는 등 표정도 지을 수 있어요. 양수 속에서 활발하게 움직이기 시작해 팔을 구부렸다 펴기도 하고 발길질을 하기도 합니다. 엄마는 이런 아기의 움직임을 미세하게나마 느낄 수 있어요.

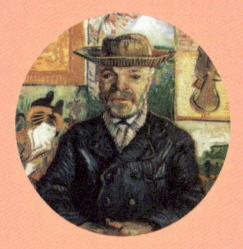

빈센트 반 고흐 Vincent Van Gogh 1853~1890

빈센트 반 고흐는 1853년 네덜란드 남부의 북브라반트에서 목사의 아들로 태어났습니다. 그로부터 4년 뒤 동생 테오가 태어났죠. 테오는 자라서 화상이 되어 고흐의 예술 활동을 지속적으로 후원했어요. 어렸을 때부터 조용하고 생각이 많았던 고흐는 어린 시절을 우울하고 춥고 외로웠던 것으로 기억했습니다. 1869년 아트 딜러인 삼촌의 권고로 삼촌이 동업하던 구필 화랑의 헤이그 지점에서 일을 하기도 하고 신학을 공부하기도 하는 등 방황을 거듭하던 고흐는 1880년 테오의 도움으로 비로소 그림 공부를 시작했지요. 1886년 그림을 그리기 위해 파리에 간 고흐는 에밀 베르나르, 툴루즈-로트레크 같은 화가 친구들과 화방을 운영하던 탕기를 만났습니다. 그곳에서 당시 인상주의 화가들이 그린 그림들을 접하면서 고흐 역시 인상주의 기법을 실험하게 되죠. 나중에는 인상주의와 신인상주의를 넘어서서, 더욱 밝고 강렬한 색채와 과감한 붓놀림으로 자신만의 화풍을 이뤘답니다.

19주_반 고흐 〈탕기 영감의 초상〉

세상을
밝혀 주는
사람

봄이, 안녕! 오늘은 네덜란드의 유명한 화가 빈센트 반 고흐의 그림 〈탕기 영감의 초상〉을 소개하려고 해. 붉은색이 주조를 이룬 배경에 앉아 있는 아저씨가 보이니? 그림 모델이 되는 게 어색한지 약간은 경직되어 보이는구나. 얌전히 두 손을 모은 채 화가를 바라보고 있잖니. 수더분하고 소박해 보이는 인상이 참 멋진 분인 거 같아.

이 사람의 이름은 줄리앙 프랑수아 탕기(Julien François Tanguy). 흔히 탕기 영감으로 불린단다. 탕기 영감님은 1867년 프랑스 파리 몽마르트르에서 화방을 열었는데, 화가들에게 물감을 외상으로 주기도 하고 재료 값 대신 화가들의 그림을 받기도 하는 참 마음씨가 좋은 사람이었단다. 가난한 화가들에게는 무척 고마운 존재였겠지. 그래서 많은 화가들이 그를 '탕기 아저씨'라고 친근하게 부르면서 그에게 그림을 맡기기도 했대. 화방에서 일하던 동생 테오를 통해 탕기를 알게 된 고흐도 자신에게 관심을 가져 준 탕기를 모델로 세 점의 초상화를 그렸단다.

이제 그림을 자세히 들여다볼까? 탕기 영감님 뒤에 판화들이 빼곡하게 걸려 있네. 이 판화들은 고흐가 당시 크게 관심을 가졌던 일본 판화들이야. 고흐가 일본 판화를 처음 접하게 된 것은 벨기에 앤트베르펜에 머물던 시기인 1885년에서 1886년 사이의 겨울인데, 그 무렵 그래픽 아트에 관심을 가지게 되면서 일본 판화에 대한 책들을 접하고 일본 판화를 구입하게 되었다고 해. 그러다가 1886년 봄 그림 공부를 위해 파리로 간 고흐는 이국적인 일본 판화들을 본격적으로 모으기 시작했어(현재 네덜란드 암스테르담에 있는 반 고흐 미술관에 가면 고흐가 생전에 소장했던 일본 판화들을 감상할 수 있단다). 널리 알려진 우키요에(浮世繪, 일본의 풍속화) 양식의 판화들과 특히 우키요에의 대가인 안도 히로시게의 작품을 모사하기도 하면서 일본 판화의 특징을 배우려고 노력했지.

1888년에 그는 "일본 미술은 숨 쉬는 것만큼이나 쉽다. 그들은 몇 개의 잘 선택된 선(線)만으로 형태를 만들어 낼 수 있다. 마치 우리가 재킷 단추를 끼우는 것만큼이나 쉽게 말이다."라고 크게 감탄하기도 했단다. 공간감을 표현하는 데 익숙했던 서구 미술 풍토에서, 평평하면서도 단순하고 보색 대비를 이룬 일본 미술은 그야말로 충격 그 자체가 아니었나 싶어. 사실 고흐도 원래는 프랑스의 장 프랑수아 밀레 같은 사실적 표현에 뛰어난 화가를 모델로 삼아서 무척 차분하고 어두운 색조의 사실적 그림을 주로 그렸으니까.

고흐가 파리에 머물던 19세기는 마침 새로운 미술 사조인 인상주의 화풍이 유행하던 때였어. 그래서 그는 일본 판화의 독특한 색채와 인상주의 기법을 함께 사용해 여러 가지 시도를 해 보았단다. 사실 이국적인 일본 미술에 대한 관심은 비단 고흐뿐 아니라 동시대 예술가들 모두에게 공통된 점이기도 했어. 이런 과정을 거쳐서 고흐는 자신만의 독특한 양식을 찾아가게 돼. 이 그림에서 보이는 탁탁 끊어지듯 짧은 붓질은 이 무렵 그의 자화상에서도 쉽게 찾아볼 수 있는데, 이후에는 붓질이 더 길고 크고 대담해진단다. 또한 이 그림에서 배경의 빨간색, 초록색, 노란색과 탕기의 푸른색 재킷 등 강렬한 원색을 대담하게 사용한 것처럼, 강렬하고 과감한 보색 대비의 화면을 선보이게 되지. 당시 서양 미술에서 주변의 색채와 부드럽게 녹아 들어가는 표현이 일반적이었다는 점을 생각하면, 참 놀라운 일이 아닐 수 없어. 그 결과 화려한 배경 앞에 앉아 있는 탕기 영감의 선하고 소박한 모습이

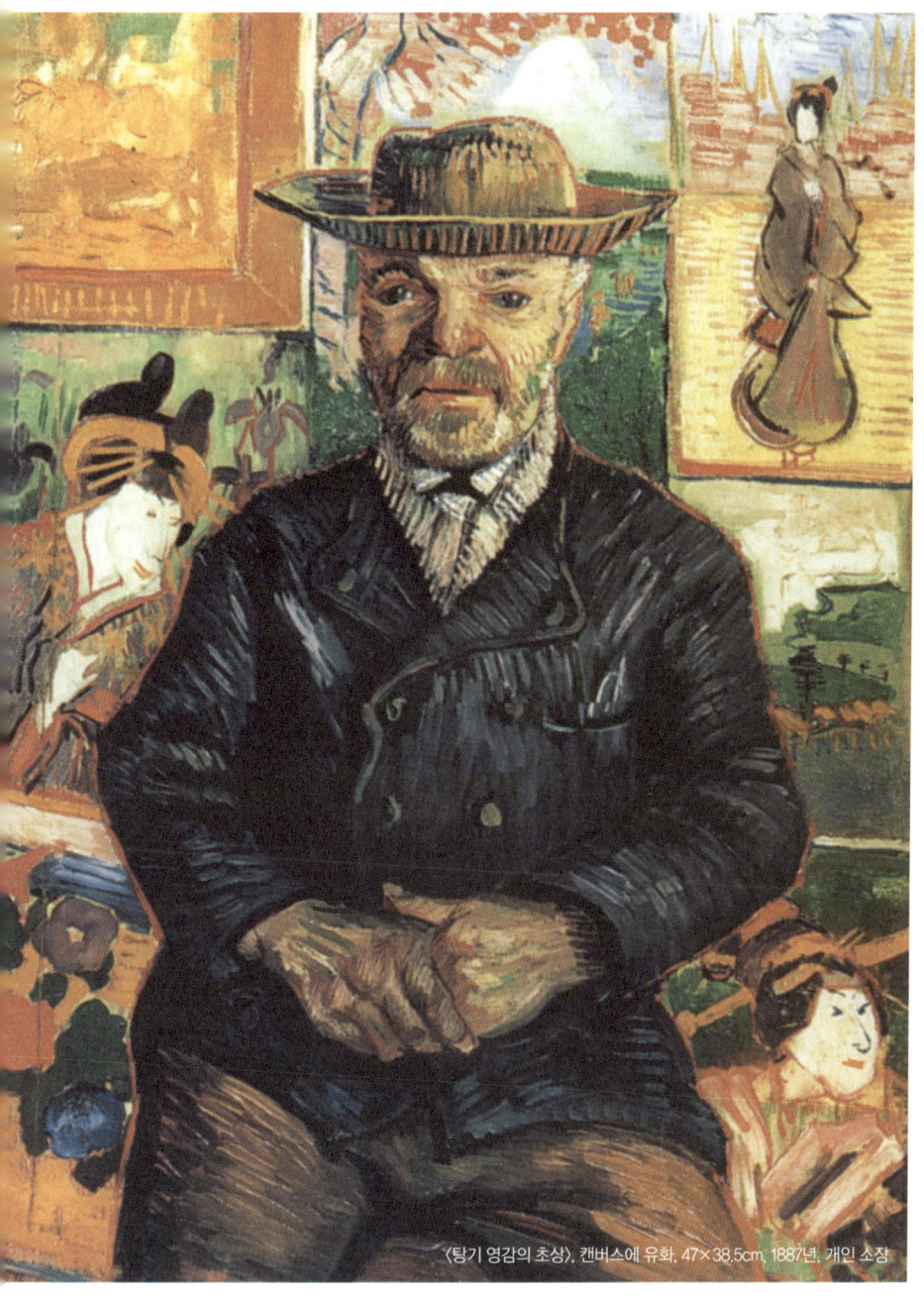

〈탕기 영감의 초상〉, 캔버스에 유화, 47×38.5cm, 1887년, 개인 소장

오히려 눈에 띄게 강조된 것 같아. 정말 인상 좋은 옆집 아저씨 같지?

이 세상에 태어나 살아가다 보면, 우리 역시 탕기 영감님에게 도움을 받는 가난한 화가들처럼 생각지 않은 도움을 받을 때가 있단다. 아파서 길에 쓰러졌는데 병원으로 옮겨 준다거나 생명을 구해 준 은인까지는 아니더라도, 사소한 일이지만 내가 정말 필요할 때 다른 사람의 도움으로 위기를 넘겼던 경험이 누구나 한 번씩은 있을 거야. 그러고 보면 감사하고 배려하는 일이 그리 어렵지 않은 일인데, 우리는 너무나 내 생각만 하면서 사는 건 아닌지……. 우리 모두가 스쳐 지나가는 사람에게도 손 내밀 줄 아는 사람이 된다면 이 세상은 얼마나 좋아질까? 그렇게 되면 우리 아기가 참 아름다운 세상에서 살게 될 텐데.

봄이야! 요 며칠 비 온 뒤에 부는 시원한 바람이 참 기분 좋구나. 엄마는 봄이가 커서 다른 사람을 잘 이해하고 배려하는 사람이 되면 좋겠다. 사정을 잘 알지도 못하면서 섣불리 넘겨짚어 타인에게 상처 주는 일 없이 사려 깊게 이해해 주고, 다른 사람의 마음을 훈훈하게 해 주는 그런 사람. 약속해 줄 거지? 오늘도 엄마 안에서 평안함과 기쁨을 누리는 하루가 되렴!

***

지금 우리 아기는 키는 약 25cm, 몸무게는 300g 정도예요.

심장 박동이 강해지고 신경 세포가 발달하지요.
뇌가 발달해 엄마 목소리를 기억하고, 엄마의 감정 변화에 따라
반응하게 됩니다. 엄마는 몸무게가 늘면서 허리가 아프거나
다리가 당길 수 있어요. 오래 서 있거나 무거운 것을 드는 일은 피하세요.

행복한 태교 이야기 ⑤

운동태교, 긍정의 호르몬을 채우자

규칙적인 운동은 행복감과 자존감을 높이고, 두려움과 우울한 감정을 이겨내게 한다는 사실이 과학적으로 증명되었습니다. 엄마의 몸 상태에 맞는 운동을 함으로써 체력을 키우고 뇌에서 긍정의 호르몬이 나오도록 해 봅시다. 또한 운동 부족으로 몸무게가 지나치게 늘면 임신 후기에 임신중독증이나 부종 등이 생길 수도 있습니다.

임신 초기에는 피로감이나 입덧으로 고생하는 경우가 많은데, 산책하는 느낌으로 30분 정도 걷거나 무리하지 않는 요가라면 이를 완화시켜 줍니다. 그러나 아직 태반이 안정되지 않은 시기이므로 급격한 움직임이나 무리한 운동은 삼갑니다.

임신 중기 이후에는 태반이 안정되므로 격렬한 운동이 아니라면 힘들지 않은 선에서 걷기, 수영, 요가 등을 규칙적으로 해 보세요. 단 평소 하던 운동이 아니면 무리하게 배울 필요는 없고, 좋아하던 운동이라도 평소보다는 약하게 합니다. 운동 전에는 꼭 스트레칭을 하고, 물은 반드시 준비합니다.

걷기의 경우 처음에는 느리게 30분 정도, 어느 정도 습관이 되면 약간 숨이 찰 정도로 40분~1시간 정도 걸어도 좋습니다. 배가 불러 쉽게 넘어질 수 있으므로 경사진 곳보다는 평평한 길을 걷습니다. 수영은 관절이나 인대에 무리를 주지 않고 다리 부종이나 허리 통증을 완화시키므로 임신부에게 좋은 운동이죠. 그러나 격일로 30~40분 정도만 하는 게 좋습니다. 요가를 하면 명상이나 호흡법도 같이 배울 수 있으니 스트레스를 풀거나 출산에 대한 걱정을 줄이는 데에도 효과적입니다. 운동할 시간을 따로 내기 어렵다면 편안한 마음으로 음악을 들으며 스트레칭을 하는 정도도 좋습니다.

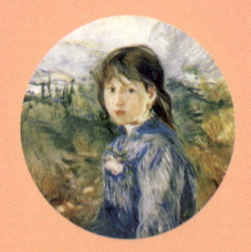

§

베르트 모리조 Berthe Morisot 1841~1895

베르트 모리조는 1841년 프랑스 부르주의 유복한 가정에서 태어났습니다. 그녀는 자매인 에드마 모리조와 함께 그림을 그리며 화가가 되기로 합니다. 20세가 되던 때 바르비종 화파의 대가인 카미유 코로를 만나 그의 지도를 받으며 다른 화가들과 교유하게 됩니다. 1864년에는 정부의 지원을 받는 살롱 드 파리에서 처음 그림을 소개했는데, 파리 순수미술 아카데미의 공식적인 이 전시회에서 이후 여섯 차례나 선정될 정도로 제도권에서 인정을 받았습니다. 그러다가 1868년엔 에두아르 마네를 만나 그의 그림 모델이 되기도 하고, 그를 통해 인상주의 화가 그룹을 알게 됩니다. 자신의 독자적인 예술 활동을 이어 가던 모리조는 1874년 인상주의 그룹의 첫 전시에 합류하게 되면서 이후 인상주의 그룹의 주요 화가로 활동하였습니다.

20주_모리조 〈니스 소녀〉

너를
그리며

아가, 안녕. 지난 한 주는 여름의 한가운데를 지나며 드디어 임신 기간의 절반을 넘어서는 시기였어. 주말엔 병원에서 살색이 그대로 드러나는 입체 초음파 화면 속 또렷한 너의 얼굴을 보고는 깜짝 놀랐단다. 어쩌면 그렇게 선이 고운지……. 너무나도 예쁜 여자아이의 얼굴이었지. 처음엔 검은색 화면 속의 한 점처럼 보였던 아기였는데, 어느새 이렇게 자랐구나! 새삼스레 놀라웠단다. 정말 태어나도 이런 모습인 걸까? 병원에서 나오면서 아빠와 이런 이야기를 나누며 집으로 돌아왔어. 그리고 화집을 뒤적이던 엄마 눈에 들어온 그림이 바로 이 그림이야. 두 손을 모으고 앉아 몸을 살짝 옆으로 튼 채 우리를 바라보며 미소 짓고 있는 여자아이. 참, 사랑스럽다! 내가 보기에도 그런데 그 부모의 눈에는 얼마나 예뻤을까?

〈니스 소녀〉라는 제목의 이 그림은 19세기 프랑스 인상주의 화가인 베르트 모리조의 그림이란다. 베르트 모리조는 인상주의자들의 대표주자인 에두아르 마네의 그림에 여러 차례 등장했던 사람이기도 해. 마네의 동생과 결혼한 여성으로도 유명하지. 그림의 모델이 되기도 하고 직접 그림을 그리기도 했던 모리조는 마네에게는 어떤 영감을 주는 뮤즈 같은 존재였던 모양이야. 지적이고 아름다운 모리조의 모습은 세련되고 모던한 당시 파리 여성을 대표하는 이미지였던 것 같아.

마네와 가깝게 지내서 그런지 흔히 모리조가 마네의 영향을 지대하게 받았다고들 하지. 그런데 사실은 마네에게 직접 야외에 나가 그림을 그려야 한다고 설득했던 사람이 바로 모리조라고 해. 그러고 보면 아마 두 사람의 관계는 서로 그림에 대한 조언을 주고받았던 친구 같은 사이가 아니었을까? 하지만 여성은 가정에서 아내와 엄마의 역할만 잘하면 최고라고 생각했던 당시 사회 분위기 때문에 모리조에 대한 연구나 평가는 많이 부족한 것 같아.

그녀가 살던 1900년대 전후만 해도 꿈을 좇는 사회활동은 다 남자들의 몫이었고, 특히 상류계층 여성으로서 받는 제약은 더 심했단다.

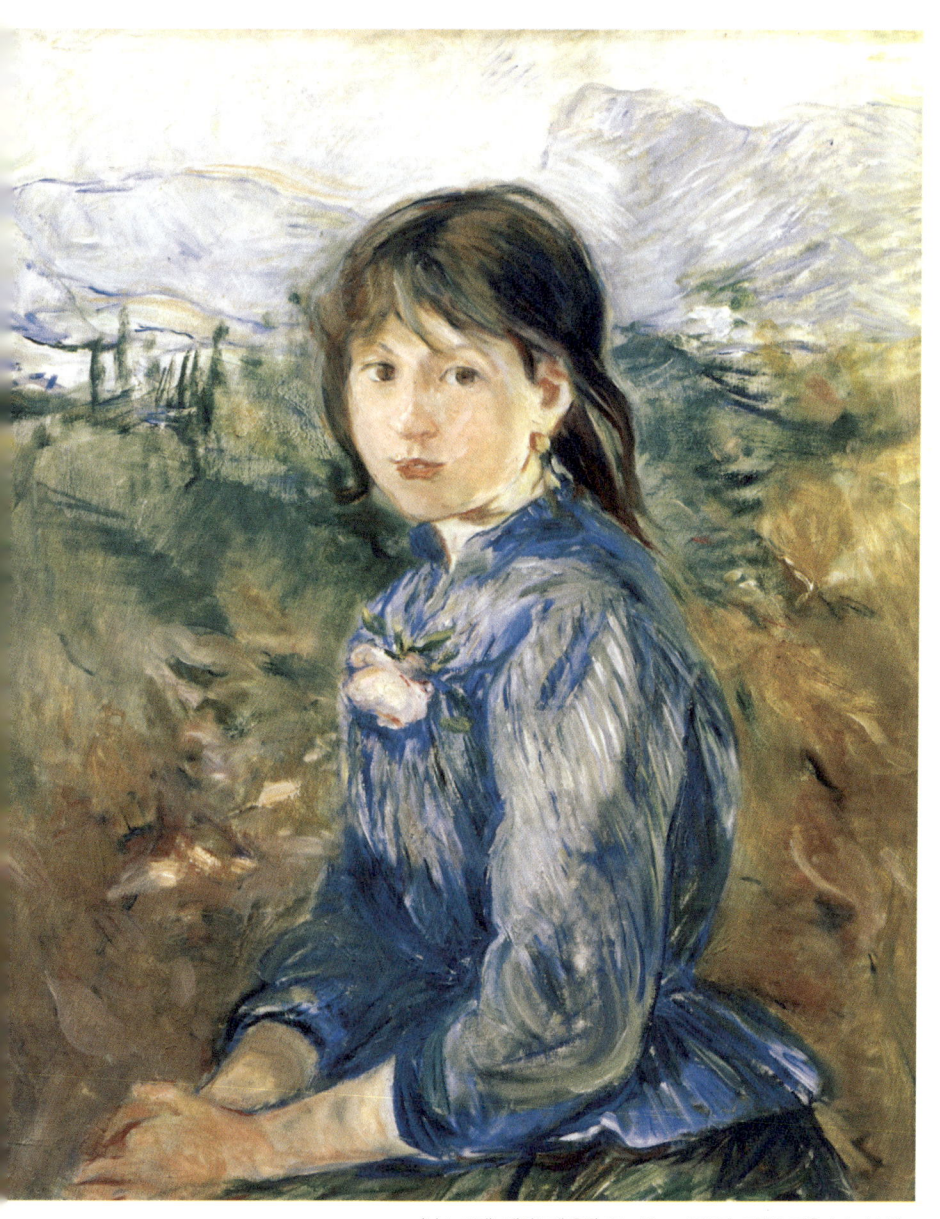

〈니스 소녀〉, 캔버스에 유화, 64×52cm, 1889년, 프랑스 리옹 순수미술관

그래서 모리조는 당시 주된 소재 중 하나였던 도시의 거리 장면이나 누드 인물 같은 소재를 피하고, 가족과 친구들을 모델로 한 실내 장면을 주로 그릴 수밖에 없었지. 모리조가 다양한 소재의 그림을 그렸다면 어땠을까? 정말 궁금해진다. 아무튼 여성이라는 이유로 사회적으로는 크게 인정받지 못했지만, 섬세하고 미묘하며 아름다운 색채로 인상파 동료 화가들의 존경을 받았다고 해.

풍부한 교양과 매력을 갖춘 모리조는 시인 말라르메와 드가, 르누아르, 모네 등의 인상주의 화가들과 친하게 지냈단다. 또 제임스 티소, 알프레드 스티븐스, 팡탱-라투르처럼 정통적인 기법으로 그림을 그리는 사람들과도 가까이 하면서 그들의 조언에 귀를 기울였다고 해. 그래서 모리조의 그림은 인상주의 그림이면서도 다소 고전적인 느낌을 주지. 엄마 생각엔 모리조는 무척 지적이고 따스하고 열린 마음을 가진 사람이었을 것 같아.

다시 그림으로 돌아와 볼까? 그림 제목을 보니 이 그림의 주인공은 프랑스 남부의 니스 출신의 아이였나 봐. 숙녀라고 하기엔 다소 어리고 소녀라고 하기엔 좀 성숙해 보이는데, 어쩌면 꽃다운 십대가 아닐까? 전체적으로 대략적이고 거친 붓놀림이 단숨에 그린 것처럼 보이지만, 어렴풋이 보이는 산과 들판을 배경으로 한 소녀의 모습만큼은 화면 중심에서 또렷하게 빛나고 있네. 바람에 흩날릴 듯 가볍고 상쾌해 보이는 색채며 붓질은 화면에 생기를 불어넣어 주고 있어. 어느 기분 좋은 날의 순간포착 사진 같은 느낌이야.

가만히 들여다보니 가까이 지내며 영향을 주고받았던 화가 마네의 그림에서 느껴지는 붓터치 느낌도 나는 것 같아. 배경은 과감하게 단순화시켜서 뭉개 버리고, 그림의 중심인 인물은 빠르고 섬세한 붓질로 생생하게 살리고 있으니 말이야. 그래서 그림은 마치 막 움직이고 있는 영화의 한 장면 같은 느낌을 줘. 그림 속 소녀가 빠르게 변화하는 세상 속에 잠시 멈춰 서서 우리를 응시하는 것 같다고나 할까?

소녀의 맑은 미소가 너무 예쁘지? 아가야, 우리 아가도 영혼이 맑고 깨끗한 사람이 되었으면, 그래서 보는 사람이 유쾌해지고 행복해졌으면 하고 엄마는 생각한단다. 그림 속 소녀의 미소가 그런 것처럼 말이야. 엄마 아빠도 네가 그런 세상을 살아갈 수 있도록 노력할게. 오늘 너무나 아름다운 네 모습을 보고 정말 감사했단다. 사랑한다, 아가야.

***

지금 우리 아기는 양수의 양이 늘어서 활발하게 움직이게 됩니다.
이때쯤이면 엄마는 태동을 확실하게 느낄 수 있어요. 엄마는 모유
수유를 위한 유방 마사지를 시작하는 것이 좋아요.

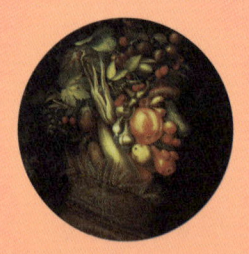

§

주세페 아르침볼도 Giuseppe Arcimboldo 1527~1593

주세페 아르침볼도는 1527년 이탈리아 밀라노의 귀족 집안에서 태어나, 1549년 무렵부터 독립적인 화가로 활동한 것으로 보입니다. 그 해에 화가인 아버지 비아조 아르침볼도(Biagio Arcimboldo)를 도와 밀라노 두오모의 스테인드글라스 디자인을 담당한 것으로 공방 명부에 처음 등장하거든요. 이후 밀라노와 롬바르디아 지방에서 활동하다가 1562년 신성로마제국 황제 페르디난도 1세의 부름을 받고 오스트리아 빈으로 가서 궁정화가가 됩니다. 이후에도 지속적으로 합스부르크 왕가에 속해 궁정화가로서뿐 아니라 극장 의상과 오락 담당 디자이너로서 다양한 역할을 수행했습니다. 그러나 아쉽게도 당시 궁정에서 그린 그림 대부분은 소실되었습니다. 아르침볼도는 다양한 과일과 꽃, 동물들의 조합으로 만들어 낸 의인화 그림으로 유명합니다. 그의 독특한 그림은 20세기 살바도르 달리 같은 초현실주의자에 의해 재발견되어 미술뿐 아니라 문학, 영화 등 현대 예술에도 큰 영향을 미쳤습니다.

21주_아르침볼도〈여름〉

재미있는 시각,

즐거운 삶

봄이야, 안녕. 정말 뜨거운 여름이구나. 여름엔 습도가 높아서 땀도 많이 나고 공기도 답답하고 불쾌지수가 높은 편이지만, 그래도 뜨거운 여름 햇살을 받아야만 먹을 수 있는 맛있는 과일이며 냉수 한 컵의 시원함, 한낮의 더위를 식혀 주는 찬물 세수의 개운함 등 여름에 누릴 수 있는 즐거움도 꽤 있는 것 같아.

엄마가 고른 오늘의 그림은 16세기 이탈리아 화가 주세페 아르침볼도의 재미있는 시각이 신선한 그림이야. 제목은 〈여름〉. 과일과 채소가 막 쌓여 있는 것 같은 그림인데, 어? 가만히 보니 사람 모양이네? 너무 신기하지 않니? 이 그림은 1563년 화가가 합스부르크 왕가의 막

시밀리안 2세 황제의 궁정화가로 있을 당시의 평화로움을 상징하는, 우리 식으로 말하자면 태평성대를 노래하는 의미로 사계절을 그렸던 그림들 중 하나야. 이후 오스트리아 빈을 방문한 아우구스투스 왕으로부터 사계절 시리즈를 하나 더 그려 달라는 요청을 받아 1573년 한 번 더 같은 그림을 그리게 되지. 그만큼 무척 인기 있었던 그림이란다. 엄마가 오늘 봄이랑 볼 그림은 바로 1573년에 그린 〈여름〉인데, 이 그림이 이전의 그림보다 더 밝은 느낌이 들어서 이걸로 골랐어.

자, 우리 이제 그림 속으로 들어가 볼까? 사람의 옆모습을 형상화한 이 그림을 보면 여름에 나는 과일과 채소들로 눈, 코, 입, 머리카락 등 얼굴의 요소요소를 표현한 걸 볼 수 있어. 먼저 머리는 여름 과일인 서양자두와 무화과, 체리와 청포도, 그리고 옥수수와 가지가 한데 뒤섞여 있고, 눈썹은 양파와 보리, 눈은 서양자두와 작은 무화과와 체리 한 알, 코는 작은 호박이나 오이로 되어 있는 것 같아. 붉은 뺨은 복숭아, 입술은 체리와 완두콩, 턱은 커다란 무화과, 턱선은 서양배, 귀는 마늘로 되어 있네. 입고 있는 옷은 보릿대를 짜서 만든 옷인데, 칼라 부분에 주세페 아르침볼도-F(Giuseppe Arcimboldo-F)라고 작가 사인을 넣은 게 보이네. 여기서 F는 'fecit(~作)'의 의미로 그만의 특별한 표식이라는구나. 어깨 부분에는 제작 연도인 1573이란 숫자가 보이고.

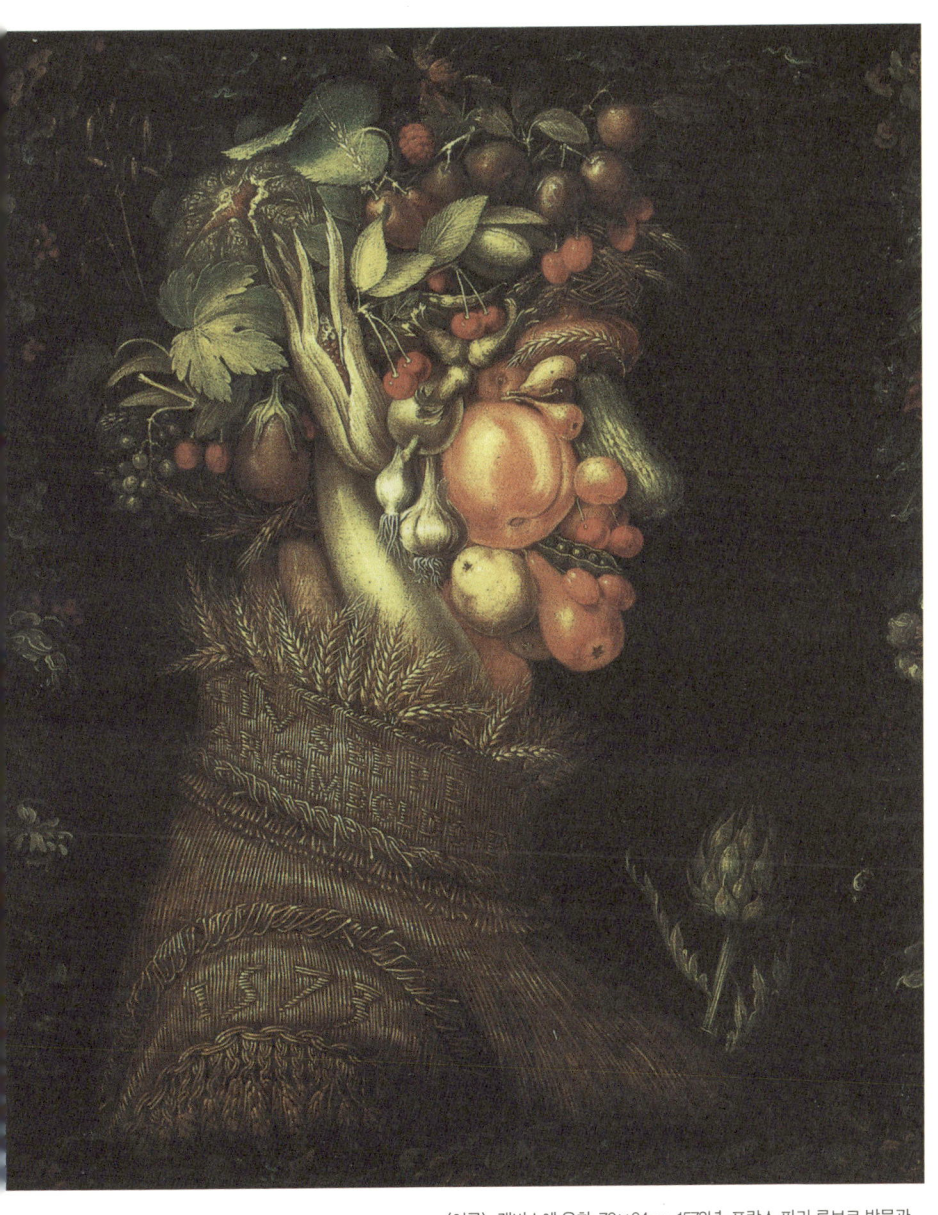

〈여름〉, 캔버스에 유화, 76×64cm, 1573년, 프랑스 파리 루브르 박물관

그런데 왜 인물의 가슴에선 꽃처럼 생긴 채소 아티초크가 피어나는 걸까? 그러고 보니 계절마다 나무에서 튀어나온 듯 가슴에 각기 다른 꽃이나 과일이 그려져 있어. 최종적으로 해당 계절을 정의 내려 주는 표시인 걸까? 그리고 대담하게 생생한 색채로 묘사된 얼굴은 마치 어두운 배경으로부터 약간 떨어져서 앞으로 튀어나온 느낌도 주는 것 같아. 참 재미있는 사람이지? 어떻게 계절을 이렇게 사람으로 의인화해서 표현했을까? 그것도 계절마다 특색을 담은 각종 과일과 채소와 꽃으로, 또 자연의 변화를 담은 모습으로 말이야.

우리 시대의 비평가들은 이 그림이 제정신이 아닌 사람이 그린 그림인지, 아니면 기발한 화가의 작품인지 논쟁하고 있지만, 당시 사람들은 아르침볼도의 탁월하고 독특한 그림에 경의와 찬사를 보냈다고 해. 황제 막시밀리안 역시 화가를 얼마나 극진히 대접했는지, 화가가 원하는 때라면 그 어느 때라도 황제를 만날 수 있었다고 해. 그 이후에도 계속해서 오스트리아 왕가의 사랑과 전폭적인 지지를 받았다고 하니 정말 당대 최고의 인기 작가, 성공한 작가가 아니었을까?

대부분의 학자들은 아르침볼도의 그림이 퍼즐, 수수께끼, 기괴함에 대한 르네상스 시기의 취향을 반영한다고 본다. 사실 아르침볼도의 어린 시절이나 화가 견습 시기에 대한 자료는 찾아볼 수 없지만, 그의 아버지가 레오나르도 다 빈치의 제자였던 베르나르디노 루이니

(Bernardino Luini)의 친구였던 점은 눈에 띄는 대목이긴 해. 사실상 1516년 다 빈치가 프랑스로 떠났고, 1532년 루이니가 사망한 당시 아르침볼도가 겨우 다섯 살이었던 걸 생각해 보면 그들 사이에 어떤 상관관계가 있었을 거라고 생각하긴 어렵지. 하지만 다 빈치가 밀라노를 떠날 때 그의 노트와 스케치북을 루이니에게 주었고 루이니의 아들을 통해 아르침볼도가 다 빈치의 노트를 보았다는 기록이 남은 걸 볼 때, 르네상스의 대가이자 천재인 다 빈치의 스케치를 보고 어린 화가가 얼마나 깊은 인상을 받았을지는 충분히 상상해 볼 수 있을 것 같아. 그렇지 않니?

화가가 그린 봄·여름·가을·겨울 사계절 시리즈와 물·불·공기·흙 사원소 시리즈는 왕 중의 왕에게 바치는 최고의 찬가란다. 아르침볼도의 동료였던 시인 폰테오(Fonteo)는 사계절과 사원소의 상응 관계를 시로 노래하기도 했다는구나. 폰테오에 따르면, 사원소와 사계절은 공통되는 형태로 연관성을 보여 준다는 거야. 이를테면 차갑다/따뜻하다, 건조하다/습하다 이런 식으로 말이지. 그래서 "여름은 뜨겁고 건조하다, 불처럼. 겨울은 차갑고 습하다, 물처럼. 공기와 봄은 둘 다 뜨겁고 습하며, 가을과 흙은 차갑고 건조하다."라고 표현했어. 훌륭한 그림에 상응하는 멋진 비평과 해설이 아닐 수 없어.

안타깝게도 이 그림들에 대한 작가 자신의 설명이나 노트는 없지

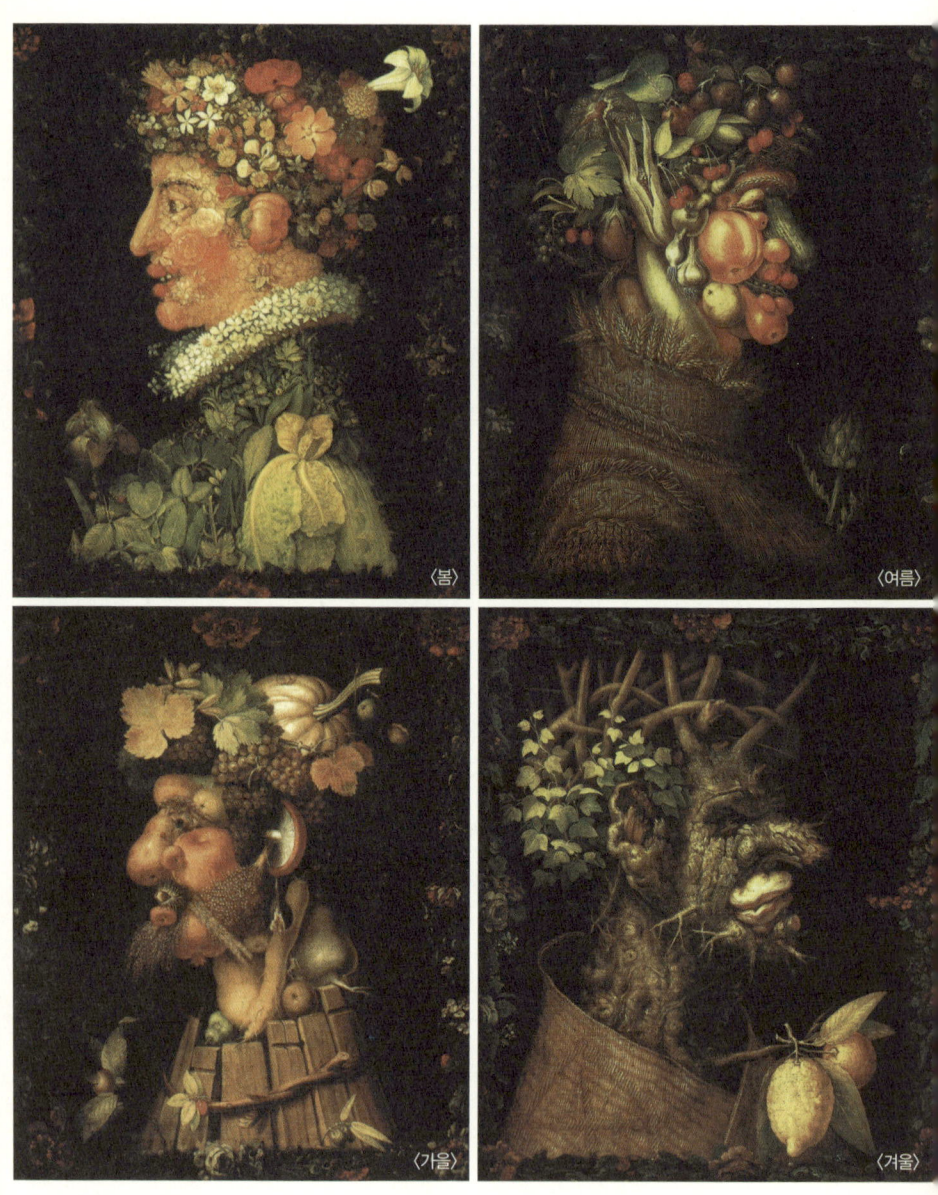

아르침볼도의 사계절 연작.
프랑스 파리 루브르 박물관

만, 그가 좋은 집안에서 양질의 교육을 받으며 자라났고 인문학적 소양이 풍부했다는 사실을 짐작해 볼 때 미술사학자 베르너 크리에게스코르테(Werner Kriegeskorte)의 말처럼, 그는 우주와 인류, 동물과 식물 모두를 하나의 단일체(unit)로 보았음이 분명한 것 같아.

봄이야, 어때? 언뜻 보면 괴짜 화가 아저씨의 그저 재미난 그림 같아 보여도 그 속에는 우리가 살아가는 세상의 각기 다른 요소들이 서로 교통하는 하나의 우주라고 생각하는 화가의 세계관이 숨어 있어. 엄마는 우리 아기가 이 화가처럼 창의적이면서도 자신만의 가치관과 시각으로 세상을 조화롭게 바라볼 줄 아는 사람으로 자랐으면 하는 바람이 있단다. 우리 봄이가 그런 사람으로 아름답게 성장하기를 꿈꾸며…… 여름의 한가운데서, 엄마가.

***

지금 우리 아기는 양수를 마시고 뱉으며 딸꾹질을 하기도 하고, 미각이 발달하여 맛에 반응하기도 합니다. 또 몸무게가 급격하게 늘기 시작합니다. 엄마는 하반신의 혈액 순환이 원활하지 못해서 다리가 당기고 정맥류가 나타날 수 있어요. 가벼운 스트레칭이나 산책으로 몸을 조금씩 움직이는 게 좋아요.

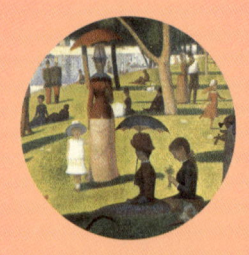

§

조르주 쇠라 Georges Seurat 1859~1891

조르주 쇠라는 1859년 프랑스 파리의 부유한 가정에서 태어났습니다. 1878년과 그 다음해 에콜 데 보자르에서 그림 공부를 했고, 1880년대에 들어서면서는 흑백으로 된 드로잉에 집중했죠. 파리 살롱에서 거절당한 뒤 쇠라는 1884년 다른 화가들과 함께 독립적인 화가 모임을 결성했고, 그곳에서 폴 시냐크를 만났습니다. 이후 시냐크는 쇠라의 새로운 회화 기법을 공유하면서 함께 신인상주의의 선두주자가 되었어요. 그림을 그리는 과정에 과학적인 법칙을 적용할 수 있다고 생각한 쇠라의 독창적이고 개성 있는 회화 양식은 시냐크, 피사로, 앙그랑, 리스, 뒤부아-필래 같은 화가들에게 영향을 미쳤으며, 이들로 구성된 신인상주의는 가장 진보적인 양식으로 주목받았습니다.

22주_쇠라 〈그랑자트 섬의 일요일 오후〉

그곳에

가고

싶다

아가, 안녕! 이번 주에는 네게 우거진 수풀도 보여 주고 맑은 공기도 많이 마시게 해 주고 싶었는데 그러지 못해서 미안해. 아빠 회사 일이 많아서 휴가를 내기 어렵다는구나. 하긴 엄마도 두 시간이 넘는 거리를 오가는 건 꽤 피곤한 일이라 자칫 감기라도 걸리면 약도 못 먹고 고생할 거 같아. 대신 오늘은 멋진 풍경이 담긴 그림 속으로 휴가를 떠나 볼까?

이 그림 〈그랑자트 섬의 일요일 오후〉는 조르주 쇠라의 대표작이라 할 만큼 유명하단다. 사실 이 그림은 여름철 휴가와는 별로 상관없긴 하지. 제목이 말해 주듯 그저 일요일 오후 한가롭게 강변에서 휴일을 즐기는 사람들의 모습을 담았으니 말이야. 그래도 화면 전체에 싱그럽게 펼쳐진 연둣빛 푸르름이 왠지 쉼을 떠올리게 해서, 이번 주에는 이 그림이 어울리겠다고 생각했어. 엄마도 이런 곳에 꼭 가 보고 싶구나!

19세기 프랑스 화가인 조르주 쇠라는 정식으로 에콜 데 보자르를 다니고 살롱에 작품을 출품하면서 고전주의자들과 고대 조각을 공부하던 모범적인 예술가였지. 그러나 여러 분야의 지식에 관심 많던 그가 미술에 과학적인 방법을 적용할 필요를 느끼고 선보인 회화가 파리 살롱에서 외면당하자, 쇠라는 독립적인 예술가들을 모아 전시회를 열고 새로운 그림 기법을 선보였어. 미술 이론에 관심이 많았던 그는 당시 화학자 슈브뢸의 〈색채의 동시적 대조의 법칙에 관하여〉라는 논문과 미학자 샤를 블랑의 〈조형예술의 문법〉, 물리학자 루드의 〈현대 색채론〉 등의 영향을 받아 색채가 주변 색에 따라 다르게 보인다는 점과 보색 대비에 대해 알게 되었고, 더 나아가 광선의 색채와 물감의 색채의 차이를 깨닫게 되었지. 이를테면 광선에서는 색이 섞이면 더 밝아지지만 물감에서는 색이 탁해진다는, 지금으로선 너무나 당연한 사실이 당시엔 무척 놀라운 발견이었던 거야.

그 결과 쇠라는 캔버스에 일정한 크기의 색점들을 찍어서 그림을 그리게 되었는데, 이 기법을 '과학적 분할주의' 혹은 '점묘법'이라고 부른단다. 〈그랑자트 섬의 일요일 오후〉는 이 기법으로 무려 2년 동안이나 그린 대작이지. 인내심 있게 캔버스에 한 점 한 점 균일하게 찍어가며 완성시킨 화면은 단순하면서도 엄격해서, 시간이 멈춘 듯한 신비로운 아우라까지 내뿜는 것 같아. 색을 섞지 않고 각 색깔의 고유한 상태 그대로 함께 나열해서, 보는 이의 눈에서 색이 섞여 보이게 만드는 그의 기법 덕분에 그림 속의 색채가 하나같이 선명하게 살아 있단다. 이렇듯 일상적인 풍경을 그리면서도 고전적인 엄격함과 색채의 순수성을 유지한 쇠라의 기법은 신인상주의 그룹뿐만 아니라 반 고흐, 툴루즈-로트레크 등의 동시대 작가들과, 야수파나 미래주의 화가들의 초기 작품에도 영향을 줄 정도로 무척 신선한 것이었다고 해.

쇠라는 그림 속 모든 형태들에 곡선과 직선을 무척 절제해서 사용했는데, 그건 인체에 있어서도 마찬가지였어. 군더더기 없이 단순한 선으로 묘사된 사람들은 마치 고대 이집트의 그림 속 인물처럼 정면 혹은 측면으로 최대한 절제된 모습을 하고 있어서, 마치 정지 화면과도 같은 느낌을 준단다. 실제로 쇠라는 당시에 흔히 볼 수 있는 다양한 계층의 근대 시민들을 그리면서도 고전 미술에서처럼 단순하면서도 견고한 양식으로 표현하고 싶었어. 마치 고대 그리스 신전에 조각된 위대한 신들이나 영웅들처럼 말이야. 인상주의 그림이 빛으로 넘실대면서 화면 속에서 한 줄기 바람이나 사람들의 웃음소리까지 느낄 수

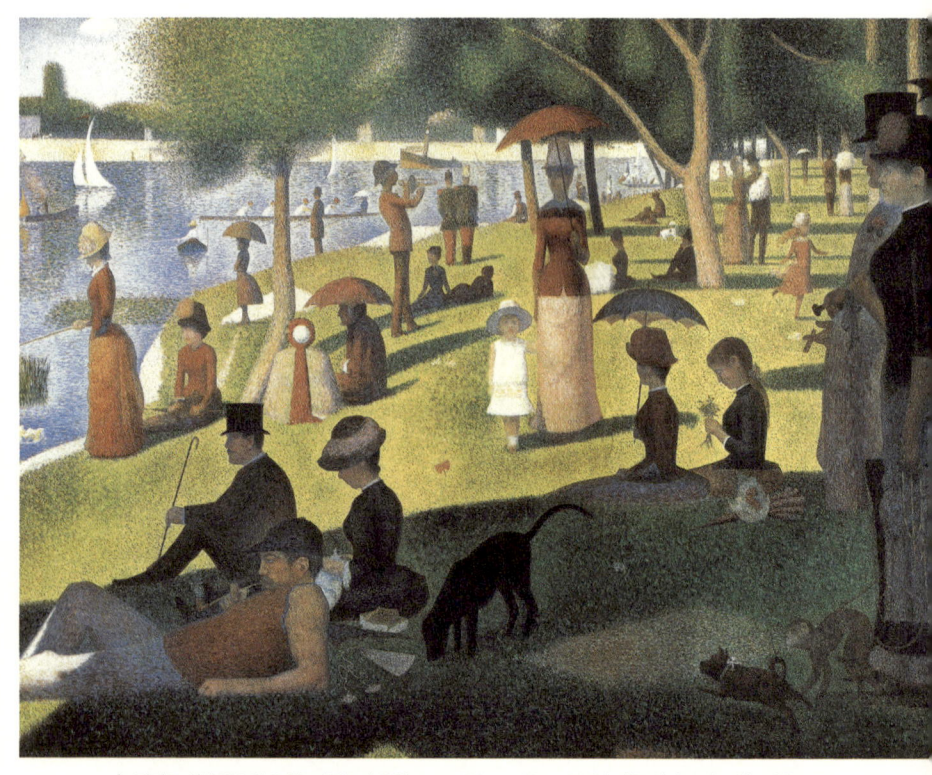

〈그랑자트 섬의 일요일 오후〉, 캔버스에 유화, 207×308cm, 1884~1886년, 미국 시카고 아트 인스티튜트

있을 것처럼 생동감 넘치고 활기찼던 것과는 정말 상반되는 점이지.

이제 그림 속에 있는 사람들을 살펴볼까? 가장 오른편에 있는 말끔하게 차려입은 여인과 신사 외에도 뛰노는 소녀, 양산을 옆에 두고 꽃다발을 든 채 앉아 있는 소녀, 군인 아저씨 등 다양한 사람들이 한곳에 모여 있네. 화면 맨 왼쪽 앞에는 파이프를 문 셔츠 차림의 노동자도 있고, 그 옆에는 책을 옆에 둔 젊은 아가씨가, 그 앞에는 모자를 쓴 신사가 지팡이를 쥐고 저만치 바라보고 있어. 이렇게 자세히 들여다보니 중산층과 노동자 계층의 사람들이 뒤섞인, 우리가 살아가는 사회의 모습 그대로인 것 같아. 같은 공간에 있으면서도 별다른 소통 없이 서로 단절되어 있는 듯한 모습이 마치 오늘날의 사회와 그리 다르지 않은 것 같아 조금 씁쓸하기도 하고.

그렇긴 해도 쇠라가 주말 여가를 즐기는 도시의 근대적인 새 풍경을 그리려고 했는지, 근대 사회의 모순을 풍자하려고 했는지는 정확하지가 않단다. 그래서 엄마는 답답한 도시의 바쁜 일상 속에서 잠깐 휴식을 취할 수 있는 시원한 바람과 풀냄새로 가득한 공간이라고, 그리고 조금 있으면 그들이 활기차게 움직이며 옆사람과 도란도란 얘기를 나눌 거라고 생각해 보기로 했어. 어때? 그러면 봄이랑 엄마는 저 그림 속 나무그늘 아래 누워서 하늘에 떠가는 구름도 보고 새소리도 듣고 콧노래도 부르는 거야.

봄이가 세상에 나오면 엄마 아빠랑 이 그림 속 풍경 같은 곳을 찾아서 꼭 가 보자. 앞으로 맑은 물이 흐르고 나무들이 시원한 그늘을 만들어 주는, 평화롭고 여유로운 그런 곳 말이야. 배를 깔고 누워 책을 봐도 좋고, 뛰어다니며 술래잡기를 해도 좋을 것 같아. 약속할게. 봄이도 더욱 분발해야 돼! 매일매일 잘 먹고 잘 자고, 건강하게 쑥쑥 크기! 약속!

***

지금 우리 아기는 양수를 먹고 소변을 만들 수 있어요.
양수 양이 많아져서 그 속에서 자유롭게 헤엄치며,
몸의 방향도 이리저리 바꾼답니다. 때문에 엄마는
태동을 느낄 수 있어요.

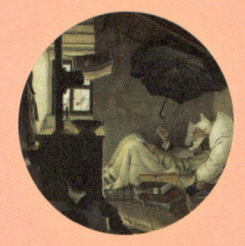

§

카를 슈피츠베크 Carl Spitzweg 1808~1885

카를 슈피츠베크는 1808년 독일 뮌헨에서 태어났습니다. 부유한 상인이었던 그의 아버지는 아들이 약사가 되기를 바랐죠. 그런데 뮌헨 대학교에서 약학을 공부하던 중 아파서 눕게 된 그는 그림을 그리게 되었고, 이후 플랑드르 화파의 그림을 모사하기 시작했습니다. 1833년 아버지가 돌아가시고 유산을 물려받은 후에야 비로소 본격적인 작품 활동을 하게 된 그는 프라하, 베네치아, 파리, 런던, 벨기에 등 유럽의 중심부를 여행하며 여러 대가들의 그림을 공부했어요. 이후 그는 유머가 넘치는 장르화를 많이 그렸는데, 독일인이 가장 사랑하는 화가 중 한 명이랍니다.

23주_슈피츠베크 〈가난한 시인〉

책을 읽는
우리들의
자세

아가야, 안녕! 입덧이 끝나고 몸이 좀 편해지는가 싶더니 어느새 임신 6개월째구나. 이제 얼마 남지 않았다는 생각에 마음이 분주해지고, 우리 봄이를 건강하게 낳을 수 있을지 두려운 생각도 들어. 하지만 기분도 바꿀 겸, 몸이 더 불편해지기 전에 부지런히 책이라도 읽으려고 이렇게 서점을 오가고 있단다. 시원한 서점에서 의자에 기대어 앉아 이런저런 책을 읽으니까 봄이도 훨씬 낫지?

그런데 엄마는 고등학교 때부턴가 사람들이 많이 읽는 베스트셀러보다는 고전을 즐겨 읽었단다. 유행하는 책은 가볍고 별볼일없다는 다소 건방진 편견 때문이었지. 왠지 고전을 읽는 것이 더 바람직하고,

마음속에 묵직한 무언가가 남는 것 같았거든. 덕분에 엄만 사람들과 소통하는 데 다소 문제가 있었던 것 같아.

그래서 이번에는 요즘 인기 있는 책들을 읽기로 했어. 이번 주에는 《위험한 미술관》과 《욕망이 멈추는 곳, 라오스》라는 여행서를 읽었는데 무척 재미있더라. 뭔가 큰 소득을 얻어야 한다는 부담감 없이 책 읽는 기분도 괜찮네. 앞으로는 봄이에게 더 재미있는 책을 많이 읽어 줄게.

날이 더웠다 서늘했다를 반복하는 요즘이지만, 그래도 9월이면 이제 가을이란다. 바야흐로 서늘한 바람이 불고 운치가 있는 가을을 흔히들 독서의 계절이라고 하지. 이 계절에 어울리는 그림이 뭐가 있을까? 음…… 독일 화가 카를 슈피츠베크가 그린 〈가난한 시인〉은 어떨까? 물론 그림 속 시인이 책을 읽고 있는 모습은 아니긴 하지만.

카를 슈피츠베크는 19세기 독일의 화가인데, 베를린, 뒤셀도르프, 뮌헨 이렇게 세 개 지역의 화파로 대표되는 당시 독일 화가들 중에서 뮌헨 화파에 속해. 그래서 그의 그림 대부분은 독일 뮌헨의 근대 미술관인 노이에 피나코테크(Neue Pinakothek)에 가면 볼 수 있단다. 뮌헨 화파는 '온화한 역설'이 그 특징 중 하나였다고 하는데, 슈피츠베크의 작품에서도 역시 그런 특징을 잘 찾아볼 수 있어. '온화한 역설'이 어떤 건지 한번 볼까?

그림을 보니 한 아저씨가 허름한 다락방에서 몸을 움츠린 채 이불을 덮고 있네. 코트를 껴입고 나이트캡과 머플러까지 꽁꽁 싸맨 채 말이지. 작은 창문 밖에는 눈이 쌓여 있고, 창으로 들어온 한줄기 빛이 방안을 은은하게 밝혀 주고 있어. 이 아저씨는 해가 뜬 지 한참이나 되었는데도 아직 침대에서 일어날 생각이 없는가 봐.

머리맡에는 다락방 천장에서 새는 빗물을 막으려고 우산을 걸어 놓았고, 침대 옆에는 책들이 쌓여 있어. 발아래에는 커다란 난로가, 난로 위에는 세숫대야가, 벽에는 단벌 외출복 하나가 걸려 있네. 이 사람의 직업은 시인인데, 지금 이 아저씨 모습 좀 봐. 무릎 위에는 종이 뭉치를 펴 놓고, 펜을 입에 물고 뚱한 표정으로 손가락을 바라보며 뭔가 세고 있는 듯한 모습이야. 엄마는 손가락으로 음절의 수를 맞추며 시를 쓰고 있다고 생각했는데, 손가락으로 벼룩을 잡고 있는 모습이라는 해석도 있더라. 그만큼 시인의 생활이 궁핍하다는 걸 보여 주기 위한 거겠지. 뜨거워야 할 난로 파이프에 모자가 걸려 있다는 것 역시 난로에 온기가 없음을 짐작하게 하고 말이야. 그런 방 안의 서늘한 기운이 보는 사람에게도 고스란히 전달되는 듯해.

이 그림의 하이라이트는 바로 난로 옆에 놓인 원고 뭉치야. 예술적 재능이 없는 탓에 시를 쓸 때마다 그 원고는 난로의 불쏘시개가 되는 거지. 화가는 예술적인 재능이 없는 시인의 모습을 풍자하고 있어. 희

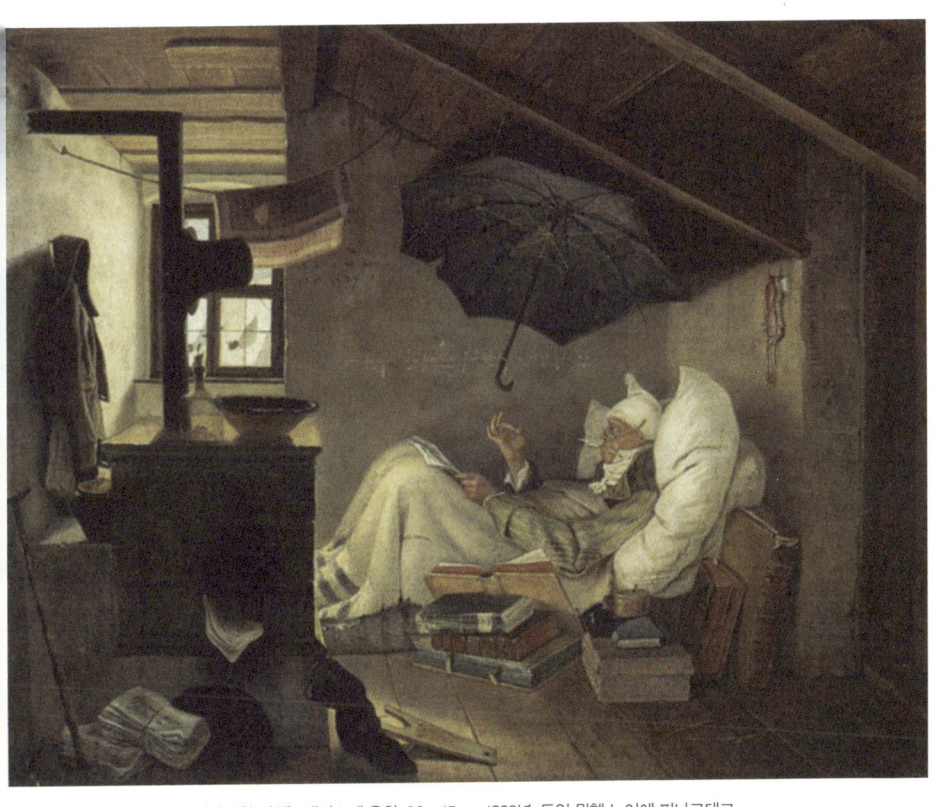

〈가난한 시인〉, 캔버스에 유화, 36×45cm, 1839년, 독일 뮌헨 노이에 피나코테크

화화된 인물을 통해 보여 주는 이런 유머와 풍자가 슈피츠베크의 특징이란다. 많지 않은 색깔로 미묘한 색채의 뉘앙스를 살려 화면을 부드럽고 따뜻하게 묘사해 내는 것도 그렇고. 슈피츠베크는 당시 현실 풍자로 유명했던 호가스와 도미에의 영향을 받아 중산층의 평범한 일상 속에 희극적 요소를 가미하는 그림을 그려서 독일의 풍자 화가로 불리게 되었다고 해.

이 그림은 슈피츠베크의 초창기 그림이야. 그는 부유한 상인이었던 아버지의 뜻을 따라 뮌헨 대학교에서 약학을 전공하던 시절 우연히 그림을 그리게 되었는데, 이후 아버지가 돌아가신 후에야 본격적으로 그림을 그리기 시작했지. 그때 플랑드르 화파의 그림들을 모사하면서 그림 공부를 하게 되었어. 플랑드르는 지금의 프랑스 북부와 벨기에 동서부, 네덜란드 일부 지역에 해당되는데, '물이 범람하는 땅'이란 의미를 가지고 있어. 슈피츠베크는 아마도 플랑드르 화파의 고전들을 모사하면서 생동하는 감각적인 표현과 정밀한 묘사를 익혔을 거야. 그중에서 처음 판매한 작품이 바로 이 그림이래. 높은 데서 살기를 좋아한 그는 실제로도 독일 뮌헨 구시가지의 꼭대기에 살았다는구나. 지붕과 굴뚝, 산과 사람들이 내려다보이는 그 풍경이 너무 멋져서 말이야.

독일인이 가장 사랑하는 화가인 그의 그림은 여러 차례 도난당한 것으로도 유명하단다. 이 그림 역시 마찬가지야. 크기가 작아서 몰래 들고 나가기에 적당했나? 아무튼 독일인이 좋아하는 그림 1위가 레오나르도 다 빈치의 〈모나리자〉이고, 이 그림이 2위를 차지한단다. 그리고 3위는 북구 르네상스의 대표격인 알브레히트 뒤러의 〈토끼〉라고 해. 그 정도로 인기 있는 작품이라 범죄의 표적이 되는 건 당연한 일인지도 모르겠어. 깊이 있고 풍부한 감각을 선사하는 회화와 세밀하고 정교한 동판화로 유명한 그 대단한 화가인 뒤러를 앞설 정도라니, 놀랍지 않니?

이제 곧 쌀쌀한 바람이 불고, 또 겨울이 되겠지? 우리 봄이가 태어나서 어느 정도 걷고 말을 할 줄 알게 되면, 엄마는 네 손을 잡고 매일 서점으로 향할 것 같아. 그 날이 언제쯤 오려나? 아마 그때가 되면 엄만 오히려 그림 속 시인처럼 방에 콕 박혀 이불을 싸매고 누워서, 빈둥거리며 책을 보고 싶어 할지도 모르겠어. 후훗.

***

지금 우리 아기는 밖에서 나는 소리를 잘 들을 수 있어요.
동화책을 읽어 주거나 노래를 불러 주세요. 엄마는 헐렁
하고 편한 옷을 입고, 물을 많이 마시는 것이 좋아요.

24주_작가 미상 〈기사와 애인〉

사랑하는
방법

봄이, 안녕! 잘 있니? 오늘은 좀 느닷없지만 커피 이야기부터 시작해 볼까 해. 한때 인기리에 방영된 〈커피프린스 1호점〉이란 드라마가 있었는데, 젊은이들의 거리에 눈에 띄게 많이 생겨난 수많은 카페와 너도나도 손에 든 테이크아웃 커피가 낯설지 않은 요즘에 딱 맞는 드라마였지. 하긴 1년에 한두 번 커피를 마실까 말까 하던 엄마도 언젠가부터 그 비싼 일리 커피를 집에서 내려 마실 정도가 되었으니, 두말하면 잔소리겠지. 아무튼 많은 이들이 즐기는 향기로운 커피와 어우러진 색다른 로맨스는 젊은 여성들의 가슴을 쿵쾅거리게 했고, 커피를 만드는 사람인 바리스타의 인기마저 함께 치솟았어. 우리 봄이한

테는 아직 먼 이야기지만, 보통 여자들은 누구나 이렇게 아름다운 로맨스를 꿈꾼단다. 그런데 신기한 건, 결혼을 해도 그에 대한 환상과 설렘이 크게 달라지지 않는다는 거야.

그림을 봐도 그래. 다정한 연인의 모습을 보면 살짝 떨리곤 하거든. 1310년에서 1340년경 사이에 제작된 것으로 보이는《코덱스 마네세(Codex Manesse)》의 한 장면인 이 그림 〈기사와 애인〉을 봐도 그래. 《코덱스 마네세》는 독일어로 쓰여진 채색 필사본(Manuscript illumination)인데, 당시 유행하던 궁정 서정시를 담고 있는 아주 유명한 책이란다. 특히 사랑 노래를 많이 담고 있지. 1160~1170년 무렵부터 1330년경까지 유행했던, 약 140여 명 작가들의 6천 절의 시를 포함하고 있는 852쪽짜리 책이라니까 정말 그 두께가 어마어마할 거야.

이 책에 등장한 작가들 외에 책에 그림을 그려 넣은 화가들도 빼놓을 수 없지. 화가들은 모두 네 그룹이나 되는데, 그중 대가 그룹(Foundation Master)이라는 그룹이 137점의 그림 중 110점을 그렸을 정도로 많은 작품을 담당했어. 오늘 우리가 보는 이 그림 역시 그들이 그린 것으로 추정되지. 왜냐하면 이 그룹은 빨강, 금색, 파랑 줄무늬로 그림의 테두리를 그려 넣어 표시를 해 뒀거든. 또 자주색과 초록색, 황금색을 자주 사용했는데, 서로 섞이지 않은 강렬한 색채가 그 특징이었다고 해. 물론 오늘날은 그만큼 생생한 색감을 느낄 수는 없지만 말

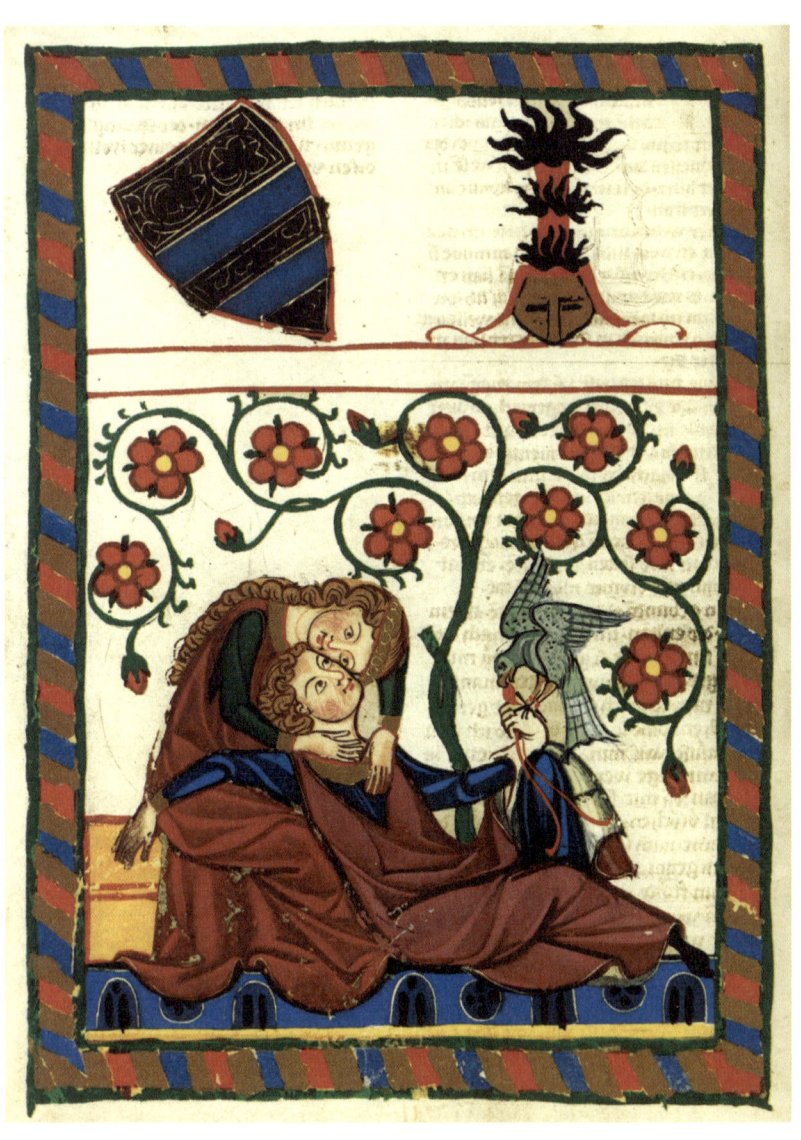

〈기사와 애인〉, 채색 필사본, 35.5×25cm, 코덱스 마네세, 1310~40년경

이야.

    그림을 좀더 자세히 들여다볼까? 금색과 빨강, 파랑으로 번갈아 칠한 테두리 안에 사랑스럽게 서로를 바라보는 두 사람이 있단다. 한쪽 팔은 사랑하는 여인의 다리에, 다른 팔은 자신의 무릎에 올린 채 여인에게 기대어 앉은 기사, 그리고 그 뒤에서 기사를 안으며 뺨을 살짝 갖다 댄 여인의 모습이 무척 예쁘지? 자연스레 서로 기댄 포즈를 취한 인물들을 통해 화가는 정면과 측면의 다양함을 보여 주면서 옷감의 접히는 부분까지 풍부하게 묘사해 자신의 기량을 뽐내는 듯해. 이 그림은《코덱스 마네세》중에서도 가장 매력적인 사랑 장면 중 하나로 손꼽히는 그림이란다.

    두 사람은 어떤 이야기를 나누고 있을까? 그리웠던 마음, 함께 하고픈 일들을 이야기했을까? 그림 속 연인의 모습은 어떠니? 무척 길고 날씬한 것 같아. 인물의 모습을 이렇게 표현한 건 정신적인 미를 추구했던 후기 고딕 양식의 이상미를 반영한 것이란다. 두 사람 위로 장식적인 아라베스크 문양을 이루는 빨간 장미는 사랑에 빠진 이 아름다운 여인을, 기사의 손등 위에 앉아 있는 매는 고결한 시인(혹은 가수)을 상징한다고 해. 어쩌면 이 그림이 그려진 당시의 사람들은 그림 위쪽에 있는 투구와 방패만으로도 이 연인이 누구인지 알아차렸을지도 몰라.

그러고 보면 젊음이란 참 아름다운 거란다. 누구나 그 나이에 잊지 못할 사람을 만나고, 서툴지만 아름다운 사랑을 하지. 그 기억은 평생을 아름답게 살아갈 수 있는 힘이 되기도 해. 그래서 엄마는 요즘 십대들이 종종 운운하는 이기적이고 소비적인 사랑에 관한 행태들이 없어졌으면 좋겠단다. 다시 오지 않는 꽃같이 아름다운 젊은 날에 인스턴트식 사랑이라니, 안쓰러운 일 아니겠니?

드라마에 나왔던 멋진 대사 하나를 들려줄게.

"네가 나로 인해 더 성장하고 발전했으면 좋겠어."

우리 봄이가, 또 봄이와 함께 자라나는 친구들이 그렇게 컸으면 좋겠구나. 이성에 대한 사랑이든 우정이든, 서로를 아끼고 존중하며 배려하는 사랑을 하길 바란단다. 함께 성장하고 발전하는 그런 사랑, 정말 멋지지 않니?

***

지금 우리 아기는 양수에 두둥실 떠다니면서 손과 발을 자주
움직여요. 발을 위로 번쩍 든 물구나무 자세를 하기도 하지요.
엄마는 임신중독증이 생기지 않도록 콩류와 생선에 든
단백질을 섭취하고 염분을 줄이는 식습관이 필요해요.

25주_클림트 〈키스〉

설 렘

아가, 안녕! 오늘은 설명이 필요 없을 정도로 너무나 유명한 그림 〈키스〉를 보려고 해. 정말 예쁘고 사랑스러운 작품이지. 이 그림을 직접 눈으로 본 건 2004년, 3개월에 걸친 유럽 미술관 여행 때였단다. 음악으로 유명한 도시 오스트리아 빈에 가면 벨베데레 궁전이 있는데 그곳에 이 그림이 있거든. 이 그림 하나를 보기 위해 수많은 사람들이 그곳을 방문할 정도니까 영향력이 대단한 작품이지.

그림은 정말 소문대로 아름다웠어. 눈부시게 빛나는 색채들의 향연은 그야말로 숨이 멎을 듯한 황홀감을 주기에 충분했단다. 사실 클림트의 그림 속 인물들은 '팽 드 시에클(Fin de Siècle, '세기말'이란 뜻)'

이라 불리는 19세기 말에 풍미한 에로스와 관능적인 여성미를 잘 보여 주는 것으로 유명해. 그래서 우리가 사는 현실이 아닌, 현실을 뛰어넘은 그 어딘가에 있어서 우리와 분리되어 있는 듯한 묘한 느낌을 주지. 왠지 기묘하고 이상야릇한 느낌을 주기도 하고 말이야. 그래서 사실 엄마는 클림트가 그린 여인들의 이미지를 별로 좋아하지 않는 편이야.

그럼에도 그의 〈키스〉는 정말 아름다웠단다. 책 속의 작은 도판이나 포스터로는 제대로 느낄 수 없는, 빛나는 아름다움이었어. 금빛으로 가득한 신비로운 공간을 배경으로 서로 부둥켜안고 있는 한 쌍의 남녀. 마치 성서 속의 성인들처럼 금빛 후광을 두르고 있는 그들의 모습은 사랑하는 두 남녀를 경건한 마음으로 바라보게 만들기까지 하지. 사실 금빛 배경은 중세 회화에서 흔히 성모 마리아와 아기 예수를 그릴 때 천상의 빛깔로 애용하던 것이었는데, 클림트는 아름다운 인간의 사랑을 같은 경지에 올려놓은 것이 아닌가 싶어. 화면 구석구석 남자와 여자의 옷이며 아래쪽의 꽃에 이르기까지 금가루와 은가루를 사용해서, 중세 모자이크화의 성스럽고 영광스런 모습을 재현해 냈으니 말이야.

남자의 옷은 사각형, 여자의 옷은 원형과 흐르는 듯한 곡선의 패턴을 이루며 화려하게 장식되어서, 보는 사람의 시선을 끌어당기지. 각

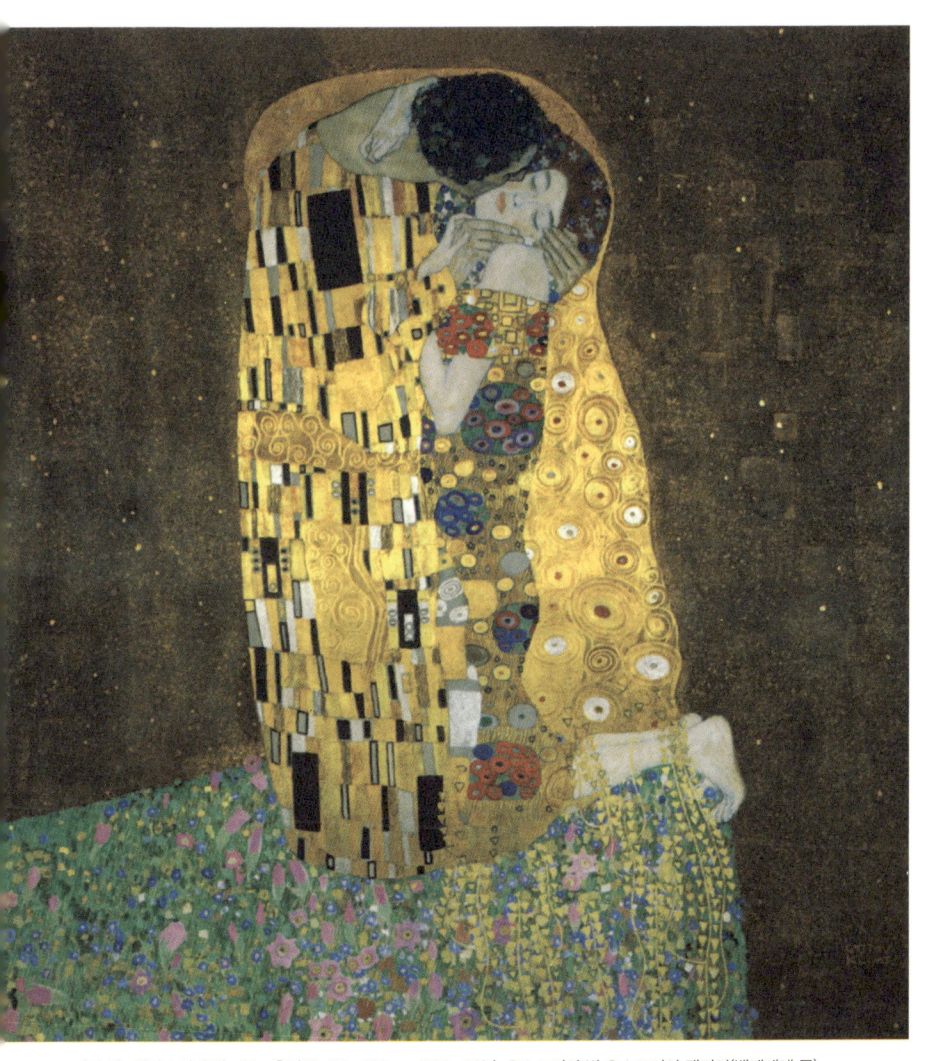

〈키스〉, 캔버스에 유화·금·은가루, 180×180cm, 1907~08년, 오스트리아 빈 오스트리아 갤러리(벨베데레 궁)

기 다른 도형으로 남자와 여자의 다름을 시각적으로 표현해 내면서도 그들은 떼어내기 어려운 하나의 덩어리가 되어 함께 조화를 이루고 있어. 그들의 발아래 놓인 형형색색의 꽃과 풀 역시 장식적인 효과를 배가시켜서 화면을 더욱 아름답게 만드는구나. 무엇보다 발그레한 볼에 지그시 눈을 감은 아리따운 여인의 모습이 키스의 설렘을 고스란히 느끼게 해 주는 것 같아. 그 표정이 이 그림의 하이라이트가 아닐까?

이 그림은 삶의 모든 면면을 예술로 물들이고 싶었던 작가 클림트의 예술적 목적이 핵심적으로 표현된 작품이라고 할 수 있어. 깊고 풍부한 금빛 배경 속에 두 남녀가 부둥켜안고 있는 가운데, 꽃과 풀이 무성한 풀밭이 양탄자처럼 바닥을 수놓고 있는 것도 그렇고, 직선과 곡선으로 대비되는 두 인물의 옷이 서로 다른 본질의 조화로운 만남을 보여 주고 있는 것도 그렇지. 보는 이로 하여금 한없는 행복감과 완벽한 우주의 조화를 떠올리게 하는 그림 같아. 이런 금빛 황홀감은 작가가 이탈리아 베네치아와 라벤나의 황금빛 모자이크에서 받은 충만한 영감이 반영된 것이라고 해. 엄마 아빠는 신혼여행 때 베네치아와 라벤나에 갔었는데, 그때 본 눈부시게 아름다운 모자이크와 독특한 풍경을 우리 아기에게도 꼭 보여 주고 싶구나!

하루가 다르게 불룩해지는 엄마 배를 보니 우리 봄이가 많이 컸나 보구나! 아빠는 봄이가 딸이라면 유럽에서 미술이나 건축을 공부하면 멋질 것 같다고 하는데, 엄마 생각에는 아무래도 아빠가 영화를 너무 많이 봐서 그런 생각을 하는 것 같아. 아무튼 네가 진정으로 원하는 걸 찾을 수 있도록 엄마 아빠가 지혜롭게 도와야 할 텐데, 벌써부터 걱정이네. 그럼, 오늘 하루도 행복하렴.

***

지금 우리 아기는 위아래가 붙어 있던 눈꺼풀이 나뉘게 돼요. 팔다리가 길어지고, 손가락을 빨기도 하죠. 엄마는 몸무게가 급격하게 늘지 않도록 저칼로리 식품을 먹는 게 좋아요. 혈압을 낮춰주는 해조류, 녹황색 야채, 고등어 등도 꼭 챙겨 드세요.

행복한 태교 이야기 ⑥

음악태교, 내 아이가 듣는 첫 음악

음악을 많이 들으며 자라는 아이는 우뇌가 자극을 받아 감수성과 상상력, 집중력이 높아진다고 합니다. 또한 음악 감상은 특별한 노력이나 시간·공간의 제약이 덜하기 때문에 음악태교는 가장 일반적인 태교법이기도 하죠. 임신 3개월이 되면 태아의 귀가 거의 제 모습을 갖추면서 소리를 들을 수 있는데, 과학자들은 태아의 정서에 미치는 가장 중요한 자극으로 청각 반응을 꼽습니다. 그러므로 이때부터는 본격적인 음악태교를 시작하면 좋습니다.

1. 엄마의 심장박동이야말로 최고의 태교 음악

사실 태교 때 듣는 음악의 가사나 멜로디보다는 음악을 들으며 편안해진 엄마의 심장박동이야말로 태아에게는 최고의 음악입니다. 더불어 태아의 정서 발달에 가장 좋은 소리는 엄마의 평온한 목소리이므로 엄마가 직접 노래를 불러 주는 것도 좋습니다. 음악을 들으며 악기를 연주하는 것도 음악태교의 좋은 방법입니다.

2. 클래식부터 국악, 자연의 소리까지

모차르트, 비발디, 바흐, 헨델의 음악은 엄마의 심장박동과 비슷한 리듬으로 태아에게 안정을 준다고 하죠? 그래서 대표적인 태교 음악으로 클래식 음악을 선호합니다. 하지만 밝고 사랑스러운 동요나 우리 민족의 정서가 담긴 국악 등 엄마가 편안하다고 느끼는 음악이라면 무엇이라도 좋습니다. 오히려 아이를 위해 억지로 듣는 음악은 엄마의 스트레스 요인이 될 수 있습니다.

그런데 모차르트 교향곡보다 더 좋은 태교용 음악이 있습니다. 바로 자연에서 나는 새소리, 풀벌레 소리, 물소리, 바람 소리 등을 들려주는 것입니다. 자연의 소리야말로 태아의 뇌에 생생한 활력을 주는 훌륭한 음악이죠. 시간이 될 때마다 태아에게 자연의 음악을 들려주세요.

3. 다양한 악기 소리를 구별해 들어요

임신 5개월경이 되면 소리를 전달하는 내이가 완성되어 청각 기능이 본격적으로 발달하고, 임신 8개월경에는 태아의 청각 기능이 완성되어 다양한 외부 소리에 민감하게 반응하고 기억합니다. 그러므로 이 시기에는 다양한 악기로 연주하는 음악을 들려주고, 엄마 아빠가 밝은 목소리로 동요를 불러주는 것도 좋습니다.

시간이 날 때 몰아서 오래 듣는다고 태교 효과가 나타나는 것은 아닙니다. 음악태교를 시작하면 출산 때까지 주기적으로 매일 20분 정도 음악을 듣는 게 좋고, 한 곡을 반복적으로 들어 태아가 그 곡을 기억하며 안정감을 느끼게 하는 것도 좋습니다.

4. 이럴 땐 이런 음악

음악은 엄마나 태아의 상황에 맞는 곡을 택하는 게 중요합니다. 엄마가 우울할 때에는 기분을 바꿀 수 있도록 밝은 음악을, 마음이 안정되지 않는다면 일정한 리듬의 차분한 음악을 들으면 좋겠죠? 태아가 잠들 때에는 감미롭고 조용한 음악을 들려주거나 음악태교를 멈춰도 좋고, 태동이 느껴지면 경쾌한 음악을 들려줍니다. 태아는 시끄럽고 큰 소리에 스트레스를 받으므로 음악은 잔잔하게 듣습니다. 지나치게 빠르거나 슬픈 곡도 피합니다. 모든 태교와 마찬가지로 음악태교를 할 때 가장 중요한 점은 엄마의 평온함입니다. 음악을 들을 때에는 긴장을 풀고 편안하게, 엄마의 심장박동이 태아에게 연주된다는 마음으로 들어 주세요.

행복한 태교 이야기 ⑦

아이와 도란도란, 태담태교

태담은 태아와 이야기를 나누는 일입니다. 물론 태아가 태담의 내용을 모두 이해한다고는 할 수 없지만, 태담은 태아의 뇌를 자극하여 두뇌 발달을 돕고, 태담을 듣는 동안 태아는 엄마와 감정을 교류하면서 정서적으로 안정됩니다. 엄마 역시 태담을 나누는 동안 차분하고 밝은 자세를 가지게 되므로 몸과 마음이 편안해집니다.

1. 임신 중기부터는 본격적인 태담태교를

태담을 나눌 때에는 다정한 목소리로 속삭이며 천천히 부드럽게, 그리고 정확한 발음으로 대화하듯 이야기합니다. 임신 초기에는 태아에게 간단한 인사를 건네며, 지어 준 이름을 불러 줍니다. 태아의 이름을 부르며 자연스럽게 말할 때 태아는 정서적으로 더욱 안정됩니다. 태아는 임신 5개월이 지나면 청각이 크게 발달하므로 이때부터 본격적인 태담태교를 시작합니다.

2. 태담 속에 오감을 담아라

태담 역시 오감이 담기면 더욱 좋습니다. 마음 깊이 전해지는 책이나 영화, 귀여운 동물의 움직임, 아름다운 음악, 건강하고 맛있는 음식, 향기로운 꽃, 부드러운 천의 감촉 등 엄마가 느낀 다양한 경험을 태아에게 친절하고 자세하게 설명해 주며 감동을 함께 나눕니다. 밝고 아름다운 이야기를 자주 해 주고, 기쁨, 설렘, 기대, 행복감 등 다양한 긍정적인 감정을 표현하는 것이 좋습니다. 태아의 발차기, 초음파 사진 등 태아가 자라는 동안 느껴지는 점이나 그때의 엄마 상황을 말하는 것도 좋습니다. '사랑해', '잘 자라 줘서 고마워', '진료 잘 받아서 기특하네' 등 사랑과 칭찬의 표현을 통해 태아는 긍정적이고 안정된 정서를 갖게 됩니다.

3. 부정적인 표현은 피하라

스트레스 상태에서의 태담이나 부정적인 표현은 피합니다. 엄마가 힘든 상황에서는 아무리 즐거운 이야기를 들려줘도 태아에게 좋은 영향을 미치지 못합니다. 이때에는 태담보다 엄마가 편안한 상태가 되는 데 주력하는 것이 더 좋은 태교입니다.

4. 아빠와 함께하는 깊이 있는 태담

임신 후기에는 태아의 모든 감각이 꽤 많이 발달해 있으므로, 깊이 있는 태담을 나누며 배를 쓰다듬어 줍니다. 이때에는 태아의 반응도 확실하게 느낄 수 있으며, 이러한 엄마와의 교감은 태아를 더욱 안정시킵니다. 또한 임신 후기에는 태아가 엄마와 아빠의 목소리를 구분할 수 있고, 상대적으로 저음인 아빠 소리에 더 귀를 기울이므로 아빠도 시간이 될 때마다 태담을 나눔으로써 유대감을 높여 주세요. 태아에게는 또 다른 긍정의 자극이 됩니다.

행복한 태교 이야기 ⑧

이야기의 매력, 동화태교

동화태교는 태담태교의 연장이라고 생각하면 됩니다. 태아는 동화를 듣는 동안 엄마의 목소리에 집중하면서 뇌와 함께 청각도 발달하며, 감수성이 풍부해지고 정서가 안정됩니다. 사실 태아의 청각이 아직 완성되지 않은 임신 초기에도 엄마가 음악을 듣거나 태담을 나누거나 동화를 읽으면서 평온함을 느낀다면 충분히 태교의 효과가 있습니다.

1. 이야기의 매력에 흠뻑 빠지자

임신 중기를 지나면 태아의 뇌가 빠르게 성장하므로 아름답고 멋진 상상이 가능한 동화를 읽으면서 태아에게 느낀 점을 말해 줍니다. 이때부터는 엄마의 마음이 태아에게 꽤 많이 전달되므로 태아는 온몸으로 엄마의 감정과 생각을 느끼며 정서적으로 풍부해집니다.

아이를 무릎에 앉히고 이야기를 들려준다는 생각으로 태아와 대화하듯 읽어 주세요. 정확한 발음으로 부드럽게 읽어 주면 태아가 집중하기 쉽습니다. 태교 동화로는 사랑, 행복, 용기, 지혜 등이 담긴 내용이 좋으며, 너무 슬프거나 나쁜 사람을 잔혹하게 벌하는 내용은 피합니다. 너무 교훈적인 내용을 읽을 필요도 없습니다. 태교를 할 때 의무감이나 부담감이 느껴지면 그 효과가 나타나지 않으니, 무조건 엄마의 편안함을 가장 우선으로 생각하세요.

2. 의성어와 의태어로 리듬감 있게 읽기

임신 후기에는 태아가 외부 소리를 구분하여 듣고 기억할 수 있으므로 의성어나 의태어가 들어간 다양한 분야의 책을 리듬감 있게, 생생하게 읽어 줍니다. 동화의 내용을 몸으로 표현하고 오감을 이용해 들려주거나, 태아의 이름을 넣어 직접 지은 창작 동화도 좋습니다. 엄마와 아빠가 역할을 나눠서 읽는 것도 태아의 뇌 발달과 정서 안정을 위한 좋은 방법입니다. 또 굳이 동화만이 아니라 운율이 느껴지는 동시를 읽어 주는 것도 좋습니다.

3. 매일 30분씩 규칙적으로

동화태교는 매일 규칙적으로 30분 정도 편안한 시간을 정해 읽습니다. 음악을 듣거나 태담을 나눌 때와 마찬가지로 엄마가 가장 편안한 자세로 책을 읽는데, 단 완전히 천장을 보며 누운 자세는 태아가 힘들어하므로 피합니다.

the Second theme

"평안을 주소서"

– 엄마의 태교 편지 II _ 임신 26주~40주

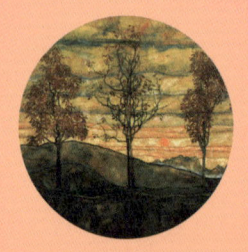

에곤 실레 Egon Schiele 1890~1918

에곤 실레는 1890년 오스트리아 다뉴브 강변의 작은 마을 툴른에서 태어났습니다. 실레가 열다섯 살이 되던 해 아버지가 돌아가시자 그를 데려가 키운 외삼촌이 그의 예술적 재능과 열정을 발견했지요. 1906년 실레는 빈에 있는 미술공예학교를 거쳐 빈 미술아카데미에서 수학하게 됩니다. 그곳에서 그림과 드로잉을 배웠는데, 학교의 보수적인 교육에 실망하고 이듬해 구스타프 클림트를 찾아갔습니다. 클림트는 젊고 재능 있는 실레의 드로잉도 사 주고, 모델을 구해 주거나 후원자를 연결해 주는 등 관대한 후견인이 되었죠. 또 실레는 클림트의 추선으로 첫 전시회도 열게 되었습니다. 뭔가 이지러지고 찌그러진 듯한 인물의 표현, 신경질적이고 날카로워 보일 만큼 정밀하고 정확한 선으로 그린 단순하면서도 과감한 형태가 실레 그림의 특징입니다. 군더더기 없이 표현된 관능적인 누드, 암울한 분위기를 풍기는 자화상은 표현주의의 대가 실레를 널리 알려 주었습니다.

26주_실레 〈나무 네 그루〉

가을날의
쓸쓸함

봄이야, 잘 있니? 엄마 때문에 네가 힘들진 않았는지 걱정된다. 추석 연휴가 시작되면 으레 큰집에 가서 하루 종일 음식을 준비해야 하는데, 이번엔 네가 있어서 조심했는데도 허리가 끊어질 듯 아파서 혼자 펑펑 눈물을 쏟았지 뭐니. 다들 배려해 주셔서 딱히 대단한 일을 한 것도 아닌데 어찌나 아프던지……. 누가 뭐라 한 것도 아닌데 막 서럽기도 하고.

에곤 실레의 그림 〈나무 네 그루〉가 지금의 엄마 마음과 닮은 것 같아. 실레의 후기 풍경화 중에서도 가장 아름다운 그림으로 손꼽히는 이 그림은 빨갛게 타오르며 해가 저무는 저녁 무렵의 풍경을 담고 있어. 왠지 쓸쓸하고 슬픈 장면이지. 나무는 칠엽수 또는 마로니에(horse chestnut)라 불리는 나무인데, 네 그루 나무를 바라보는 시점이 무척 특이해서 우리 시선이 화면 깊숙이 들어가는 걸 막아서는 것만 같아. 어둠 속에 잠겨 가는 작은 언덕이며 길은 검은 윤곽선 안에 색을 채운 듯 평범하게 묘사되었지만, 지는 해를 둘러싸고 꿈틀대는 붉은 빛이 그 자체로 생명력을 내뿜지. 또 저녁의 어슴푸레하게 어두워져 가는 하늘을 황토색과 남색으로 마구 짓이겨 놓아 그림을 평범함에서 벗어나게 하는 것 같아. 동시에 그림을 바라보는 우리도 조용히 어둠 속에 함께 잠기게 하지.

실레는 19세기 말에 태어나 짧은 기간 활동했던 오스트리아 화가인데, 사실 그의 그림은 평범함과는 거리가 멀어. 즉흥적으로 단번에 그린 듯한 선으로 된 드로잉만 해도 3,000여 점에 달하고, 색채가 덧입혀진 그림 역시 300여 점가량 되는데, 대부분 과격하고 자극적인 여인의 모습이거든. 벌거벗은 모습을 숨기지 않고 과감하게 드러낸 여인의 이미지가 당시 많은 이들에게 충격을 주었던 모양이야. 하긴 지금 보더라도 뭔가 일그러진 신체의 표현이 낯설긴 하지.

실레는 우아하고 장식적인 클림트의 영향을 받기도 했지만, 시간이 흐르면서 보다 직접적이고 강한 선과 절제된 색채를 통해 인간 내면의 숨겨진 감정을 표현하는 데 집중했다고 해. 그에게는 인물의 형

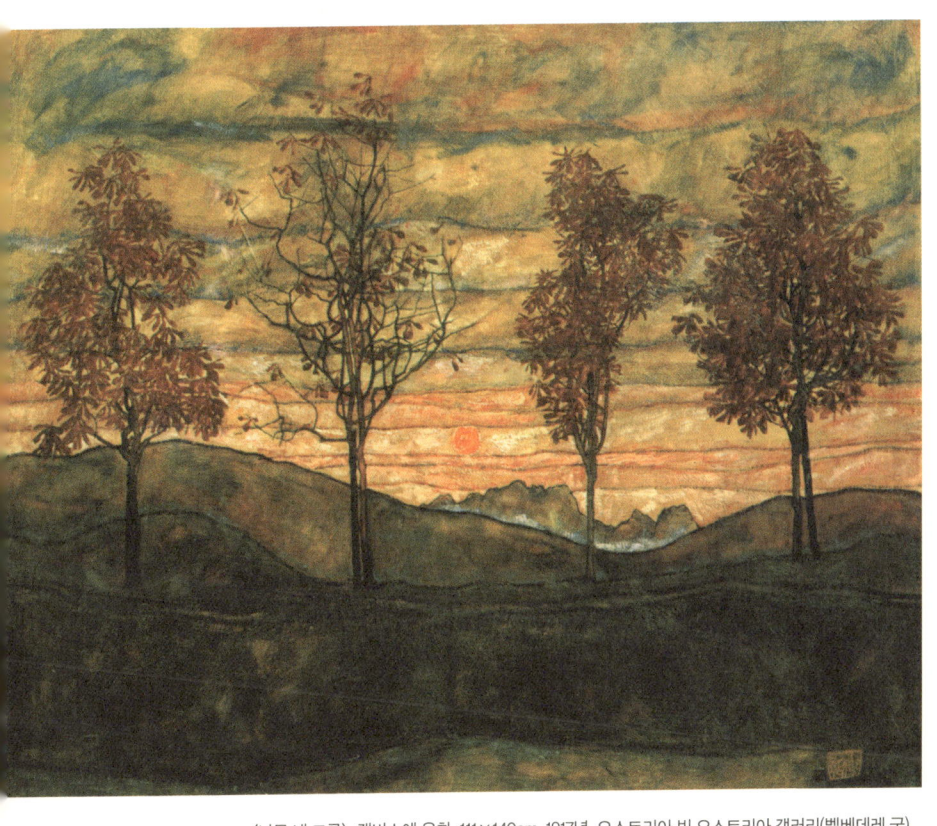

〈나무 네 그루〉, 캔버스에 유화, 111×140cm, 1917년, 오스트리아 빈 오스트리아 갤러리(벨베데레 궁)

상이나 풍경을 아름답게 묘사하는 건 그다지 중요하지 않았던 것 같아. 작가의 주관적인 관점으로 최대한 적나라하고 그로테스크하게 표현한 것처럼 보이니까 말이야.

그가 인체를 그린 그림에서는 뭔가 이지러지고 왜곡된 신체 표현이나 회색의 피부 표현이 두드러지게 나타나 매우 우울한 정서를 선사하지. 또 인물의 표정에서는 외로움과 고통이 묻어나는 것 같고. 아마 그 때문에 그를 표현주의자라고 부르는 건가 봐. 눈에 보이는 객관적인 사실 표현보다는 작가의 주관적인 감정에 따라 그림을 그린 화가들을 통틀어 표현주의자라고 하는데, 제임스 앙소르, 에드바르 뭉크, 페르디낭 호들러 등을 함께 꼽을 수 있단다.

실레가 그린 풍경화 중에서는 비교적 날카로운 느낌을 덜 주는 이 그림 속 나무를 보렴. 엄마는 그림 속에 있는 나무 네 그루 중에서 자꾸만 저 앙상하게 서 있는 한 녀석에게 눈이 간단다. 저 나무는 많이 외로울까, 추울까? 어떤 생각을 할까? 붉게 빛나며 저무는 태양을 보면서 위로를 받는 걸까? 나처럼 조금은 쓸쓸한 걸까? 물론 밤이 지나고 나면 다시 노란빛으로 반짝거리는 해가 뜨겠지. 그리고 새로운 하루가 오고, 새로운 일이 생기고. 엄마의 우울하고 답답한 마음도 그렇게 환해지면 좋겠다. 뭔가 엄마를 즐겁게 해 주는 재미있는 일이 필요해!

봄이야, 엄마가 이번 한 주 동안 많이 힘들었는데, 넌 괜찮았니? 엄마가 이제부터라도 우울한 생각에 빠지지 않고 잘 쉬도록 노력할 테니 걱정하지 마. 가을인데도 오늘은 여름처럼 무덥네. 좋은 하루 되렴!

* * *

지금 우리 아기는 뇌가 크게 발달해 몸 전체를 통제할 수 있습니다. 머리카락도 많아지고 호흡하는 연습도 시작하지요. 엄마는 아기가 성장하면서 엄마의 갈비뼈를 밀어내 통증을 느끼거나 소화불량이 될 수 있어요.

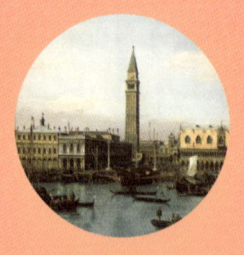

§

안토니오 카날레토 Antonio Canaletto 1697~1768

카날레토의 본명은 조반니 안토니오 카날레입니다. 1697년 이탈리아 베네치아에서 태어난 그는 아버지와 형을 도와 극장 안에 배경 그림을 그렸지요. 이후 로마에서 도시 풍경과 사람들을 주제로 그림을 그리다가 1719년 다시 베네치아로 돌아왔습니다. 이후 그는 마치 위에서 내려다본 듯 풍경을 고르고 폭넓게 해석한 그만의 독특한 양식을 선보였지요. 그는 일찍부터 야외로 나가 직접 대상을 보고 그림을 그렸는데, 특히 눈의 가장자리 부분이 왜곡되어 보이는 현상인 카메라 옵스큐라(Camera Obscura)를 충분히 이해하고 적절하게 사용해서, 풍경 어느 쪽을 바라보아도 가장자리가 휘어 보이는 현상 없이 표현했습니다. 1720년대 초 베네치아 풍경을 그리기 시작해 영국에서 인기를 끌었던 그는 1746년 아예 런던으로 이주해 런던의 풍경, 그리고 후원자들의 성과 집들을 그렸습니다. 베네치아 운하와 총독 관저 풍경을 그린 그림들로 유명한 그의 작품은 빛에 따라 달라지는 대기의 뛰어난 묘사와 강한 지방색의 사용이 특징입니다.

27주_카날레토 〈베네치아 산마르코 광장과 그 주변〉

환상의
섬으로

봄이야, 안녕! 어느덧 30주를 바라보게 되었네. 그래서인지 엄마는 실제로 출산을 앞둔 친구가 아기를 낳는 꿈을 꿨지 뭐니? 무의식에서조차 다가올 출산에 대한 걱정이 많은 모양이야. 그래도 이번 한 주를 제법 잘 보낸 편인데, 책 출간을 기념해 출판사 사람들과 저녁 식사도 하고 대형 서점에 가서 이벤트 코너에 있는 엄마 책을 보며 묘한 기분에 젖기도 했어. 또 하루는 서양미술사학회에 가서 다른 사람들이 열심히 연구한 논문 발표를 들으며 학문의 열정을 떠올리기도 했단다.

그리고 주말에는 아빠와 함께 앨범을 들여다보며 신혼여행 이야기를 한참 했어. 아빠는 오래전 미남 배우 알랭 들롱이 나왔던 영화

〈태양은 가득히〉를 본 후 이탈리아 베네치아에 꼭 가보고 싶었대. 그래서 고민 끝에 신혼 여행지로 베네치아를 택한 거지.

베네치아는 그야말로 정말 환상적인 곳이야. 다른 어디서도 볼 수 없는 풍경이 사람을 설레게 하고 신나게 하고 꿈꾸게 하거든. 사람 하나 겨우 지날 수 있는 골목길과, 자동차 대신 이용되는 개인용 선박과 수상버스, 군데군데 떨어져 있는 작은 섬들과 독특한 모양의 건축물, 활기차고 분주한 사람들, 하나같이 개구쟁이처럼 상기된 표정으로 골목들을 헤집고 다니는 관광객들의 모습. 그리고 오래전 과거의 모습을 그대로 간직한 도시의 아름다움. '이 길목 어딘가를 16세기의 화가 티치아노와 조르조네가 걸어 다녔겠지.'라고 생각하면 뭔가 뭉클해지면서 눈앞의 풍경이 더 아름다워 보이기도 했어.

티치아노와 조르조네는 베네치아 르네상스의 중요한 화가들이란다. 15세기에 일어난 문예 부흥 운동인 르네상스 시기, 피렌체에선 이상적인 미와 영웅들의 서사시를 주로 다룬 반면 베네치아 화가들은 목가적인 자연의 아름다움과 부드러운 인물 묘사, 시적인 분위기의 그림을 선보였지. 아마도 베네치아 전체를 둘러싼 일렁이는 물과 그 위에 반짝이는 햇빛이 만들어 내는 자연의 색의 뉘앙스가 이런 차이를 만들지 않았을까? 한편으론 물 위에 떠 있는 섬에 살고 있는 탓에 드넓게 펼쳐진 푸르른 대지에 대한 동경을 담고 있기도 하고 말이야.

지금 우리가 보고 있는 18세기 화가 카날레토의 그림은 그런 베네치아의 모습을 그대로 담고 있지. 〈베네치아 산마르코 광장과 그 주변〉이라는 제목의 그림인데, 그림 속의 커다란 종탑과 그 오른편에 있는 총독 관저인 두칼레 궁전, 그 오른편에 바로 이어진 '탄식의 다리'와 주변 건물들의 모양은 지금과 다르지 않단다. 역사 속 모습을 그대로 간직한 베네치아이기에 더 신비로운 느낌이 드는 것 같아.

저 종탑이 있는 곳으로 걸어 들어가면 바로 유명한 산마르코 대성당이 있는 산마르코 광장이란다. 상점들과 카페들이 ㅁ자로 둘러선 광장은 옛날에는 중요한 행사와 행진이 이뤄지던 곳이었는데, 지금은 넘쳐나는 비둘기들을 배경으로 수많은 관광객이 기념사진을 찍는 곳이 되었지.

카날레토는 산마르코 광장과 두칼레 궁전, 종탑을 쉼 없이 많이 그렸어. 섬세한 기둥으로 장식된 독특한 건물들을 유화로 그대로 표현한다는 것이 엄마에게는 불가능해 보이는데, 화가는 자신이 나고 자란 베네치아의 모습을 애정을 담아 오랜 시간 섬세하고 정교하게 그려 낸 것 같아. 사실 예전에 아빠랑 같이 유화를 배운 적이 있었는데, 물로 물감의 농도를 조절해서 그리는 수채화와 달리 기름 물감을 여러 차례 덧입혀서 그리는 것이 무척 투박하게 느껴졌었거든. 물론 엄마가 훈련된 화가가 아니라서 그런 것이겠지만 말이야.

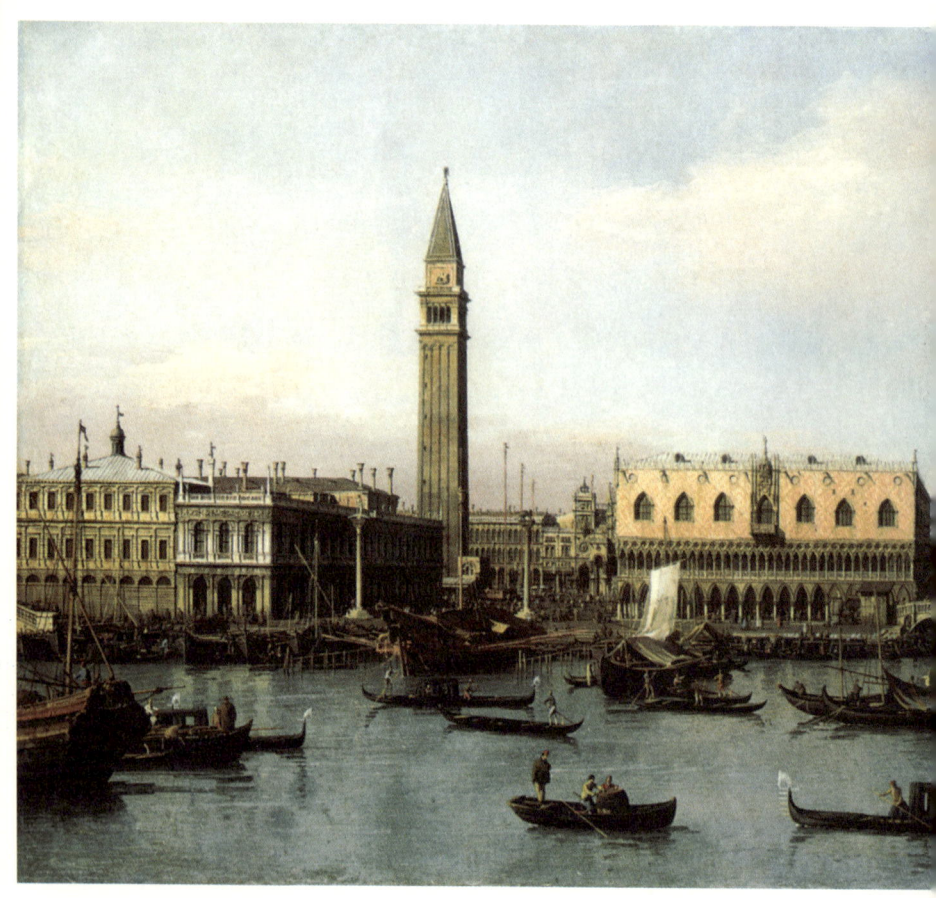

〈베네치아 산마르코 광장과 그 주변〉, 캔버스에 유화, 69.1×94.5cm, 1730~40년경, 독일 뮌헨 알테 피나코테크

햇빛과 그림자, 구름이 가져오는 효과와 빛에 따라 달라지는 건물의 표현 등을 충분히 이해하고 표현한 탓인지 유럽 전역에서 그의 인기는 대단했다고 한단다. 이런 탁월한 풍경 표현은 무대 배경을 그렸던 아버지를 도왔던 경력이 크게 작용한 것 같아.

　이 그림에서도 밝은 하늘 위를 흩어질 듯 얇게 펼쳐진 구름들이 떠가고 있는 것이 보여. 동시대 화가였던 프란체스코 과르디의 하늘은 그야말로 물감 자국이 강하게 느껴지는 하늘인 데 반해 카날레토의 하늘은 대기의 움직임조차 그대로 느껴질 것 같은 그런 하늘이지. 또 오른쪽에서 두 번째에 있는 커다란 건물, 두칼레 궁전을 한번 보렴. 정면에서 비춰 주는 햇빛 탓에 분홍빛 상단 부분이 밝게 묘사되어 있어. 그리고 종탑 앞에 자리한 건물을 자세히 들여다보면, 건물 지붕에 있는 굴뚝과 굴뚝 그림자까지 무척 실감나게 묘사되고 있지. 빛과 그림자의 대조를 대담하게 구사하면서 색감을 풍부하게 사용할 줄 알았던 것 같아. 그리고 물 위를 떠가는 곤돌라에 탄 사람들이며 저 멀리 광장에 있는 사람들까지 작지만 꼼꼼하고 완벽하게 묘사해 놓은 걸 보면, 마치 순간 찰칵 하고 찍은 스냅 사진처럼 정교하다니까.

　웬만한 유럽 미술관에 카날레토의 그림이 한두 점씩 꼭 있는 걸 보면, 당시 그의 인기를 짐작할 수 있어. 유럽인들에게도 베네치아는 독특하고 이국적인 모습이었기 때문일까? 카날레토의 그림 속 모습이 현재의 모습이기도 하기에 그의 그림은 다른 풍경들과 달리 마치 살아 있는 느낌을 주는지도 모르겠다. 이 그림을 보고 있자니 지금도 운하를 떠다니는 곤돌라와 뱃사공들, 그리고 은은한 하늘빛이 자꾸만 베네치아로 오라고 손짓하는 것만 같구나.

그래서 엄마는 걱정이야. '베네치아가 정말 물에 잠기면 어쩌지?' 하고 말이지. 실제로 매년 조금씩 해수면이 상승하고 지금도 겨울엔 산마르코 광장 주변이 물바다가 되곤 한다는데, 그렇게 아름다운 도시가 물에 잠긴다면 얼마나 안타까울까? 아빠는 우리 봄이가 태어나면 꼭 베네치아에 데리고 가겠대. 그런 날이 언제나 오려나? 봄이가 태어나서 함께 걸어 다닐 수 있으려면 적어도 5년 안에 다시 이 물의 도시를 방문하기는 어렵겠지? 대신 카날레토의 그림을 보면서 마음을 달래는 수밖에.

***

지금 우리 아기는 키는 35cm, 몸무게는 1kg정도예요. 배내털이 덮고 있는 피부는 주름져 있어요. 호흡을 위한 준비 과정으로 산소를 흡수하고 이산화탄소를 배출하는 혈관이 발달하게 됩니다. 엄마는 빈혈이 생기지 않도록 간, 굴, 모시조개, 살코기 등의 식품을 통해 엽산, 비타민 B6, 비타민 B12를 충분히 섭취해야 합니다.

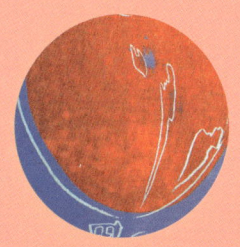

§

앤디 워홀 Andy Warhol 1928~1987

앤디 워홀은 1928년 미국 펜실베이니아 주의 피츠버그에서 태어났습니다. 그의 아버지는 현재의 슬로바키아에서 미국으로 이주해 석탄 광산에서 일했지요. 어린 시절 라디오를 들으며 영화배우의 사진을 모으고 그림을 그리던 워홀은 피츠버그에 있는 예술학교에서 광고 미술을 공부했어요. 1949년 뉴욕으로 간 그는 잡지 일러스트레이션과 광고 분야에서 성공적인 경력을 쌓았고, 1950년대에는 구두 광고를 위한 잉크 드로잉으로 유명해졌죠. 1962년 7월 예술가로서 첫 전시를 연 워홀은 이후 미국을 대표하는 상품들의 이미지를 그렸습니다. 대중들에게 친숙한 코카콜라나 캠벨수프 깡통, 브릴로 비누 상자들을 예술의 영역으로 끌어온 그의 팝아트는 무척 획기적이었어요. 이후 그는 실크스크린 판화 기법을 이용해서 영화배우 같은 유명 인사들을 반복적으로 찍어 내기도 하고, 영화를 제작하기도 하는 등 다양한 분야에서 활동했습니다.

28주_워홀〈멜라〉

우리를
미소 짓게
하는 것들

아가야, 안녕! 사실 엄마는 그리 안녕하지 못했단다. 아빠는 일 때문에 정신없이 바쁘고, 엄마는 종종 갑작스레 우울해지곤 했거든. 그래서인지 모카 포트에 에스프레소를 진하게 내려 우유를 가득 부어서 마시기를 몇 번, 또 그동안 잘 먹지도 않던 초코칩 쿠키를 사다 먹기까지 하고. 참 별일이지? 아무리 호르몬의 영향이라지만 엄마의 감정이 너무 불안정한 것 같아. 커피나 초콜릿 자체에 문제가 있다기보다는 카페인이 칼슘의 흡수를 방해한다고 해서 그동안 참아 왔는데, 미안하구나. 대신 칼슘이 가득한 음식을 열심히 먹을게.

그런데 매일 한밤중에야 귀가하고 주말마다 회사 행사로 바쁘던 아빠가 내심 미안했는지, 오늘은 겨우 시간을 내서 병원에도 함께 가고 바람도 쐬러 가자고 하지 뭐니. 사실 그다지 내키진 않았지만 그래도 마음 써 주는 게 고마워서 전부터 가 보고 싶었던 카페로 향했지. 그곳에서 만 원이 넘는 케이크에 만 원짜리 커피를 마시고 나니 좀 아깝기도 했어. 과일과 홍차아이스크림이 곁들여 나오는 화려하고 맛있는 케이크였는데, 그래도 역시 엄마는 단순하면서 담백한 게 좋은 것 같아. 양념을 쏟아 넣어서 맛깔스러운 것보다는 재료의 맛이 담담하게 살아 있는 그런 담백하고 깔끔한 게 좋더라고.

화려한 장식으로 럭셔리해 보이기까지 하는 그 케이크와 달리 20세기 미국의 예술가 앤디 워홀의 〈멜라〉는 무척이나 단순해서 정반대의 느낌을 주는구나. 한두 가지로 제한된 색채에 단순한 구성이라 더욱 눈에 띄는 작품이거든. 원래 그의 작품 특징 중 하나를 '단순함'이라고도 할 수 있지.

워홀은 1960년대에 캠벨수프 깡통, 브릴로 비누 상자, 코카콜라 병처럼 평소 미국 사람들이 많이 쓰는 것들을 화려한 색채로 그려서 유명해진 사람이야. 이렇게 대중적인 소재를 끌어와 예술에 사용했다고 해서, 이 같은 예술을 '팝아트(Pop Art)'라고 부른단다. 심지어 신문에 실리는 사고의 끔찍한 장면까지도 색채를 담아 실크스크린 기법으로 수없이 찍어 냈지. 우리가 매일같이 들여다보는 익숙한 신문기사를 다루면서, 반복되는 사고와 재난 소식에 점차 무뎌져 가는 현대인의 모습에 의문을 제기하기도 해.

이처럼 워홀의 작품은 언뜻 보면 아무것도 아닌 것 같기도 하고, 달리 보면 대단한 예술작품 같기도 해. 우리 주변에서 흔히 보는 일상적인 것들을 각기 다른 색으로 여러 번 찍어 낸 그의 색다른 작품은 여러 가지를 생각하게 하는구나. '과연 예술은 무엇일까?', '아름다움이란 무엇일까?' 같은 아주 근본적인 것들을 말이야. 게다가 실크스크린이라는 판화 기법을 이용해 같은 이미지에 색채만 약간 달리해서 엄청난 수의 작품을 생산하기도 했으니, 예술작품의 희소성에 대해서도 의문을 제기하는 듯해. 하여튼 워홀은 대단한 이슈 메이커였어.

다시 그림으로 돌아와 볼까? 푸른색을 배경으로 화면 전체를 가득 채운 빨간 사과가 군더더기 없이 깔끔하지? 사진에 살짝 다른 색채를 얹어서 이미지의 변화를 시도하곤 했던 워홀의 기법이 생각나기도 하네. 그림 속 사과의 선명하고 빨간 빛깔에 군침이 절로 나지 않니? 아마도 저 사과는 무척 달고, 한 입 먹으면 입 안에서 사각사각 소리가 날 것 같아. 대강의 테두리는 하늘색으로 해 놓고, 그 아래로는 한자로 '빈과(蘋果)', 영어로 'apple'이라고 적어 놓았네. 사전을 찾아보니 빈(蘋)은 '네가래 빈' 자로, 네가래과(科)에 속하는 여러해살이 수초를 의미한다는구나. 개구리밥 같은 풀 이름을 뜻하기도 하는데, 그 외에

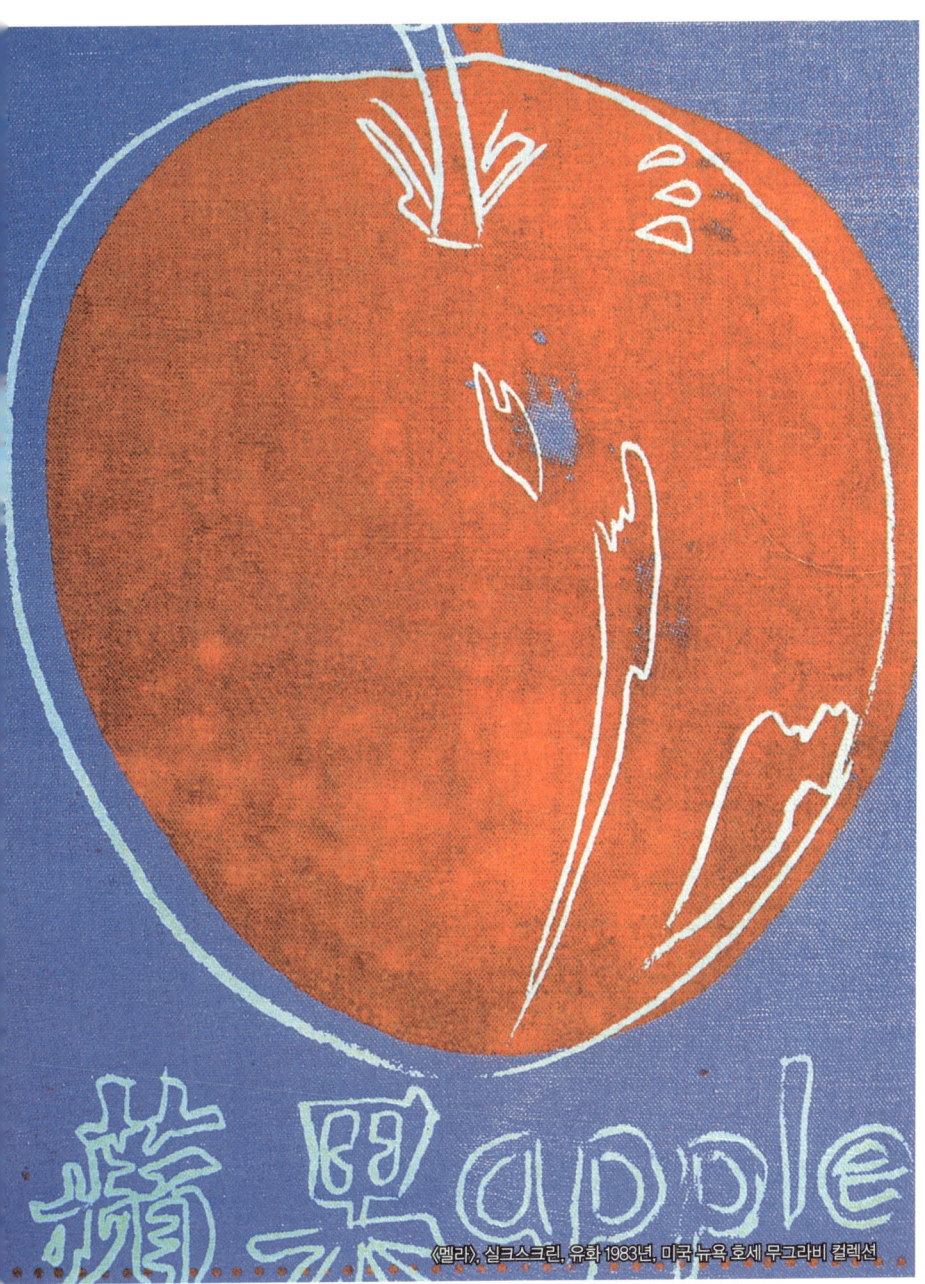

〈멜라〉, 실크스크린, 유화 1983년, 미국 뉴욕 호세 무크라비 컬렉션

도 사과라는 뜻도 가지고 있었네. 아니, 이 양반이 그걸 어찌 알았을까? 엄마 생각엔 뜻도 뜻이지만 조형적으로 색다르고 이국적인 느낌을 주기 위해 한자를 사용하지 않았을까 싶다. 어쨌든 화면 하단에 놓인 이 글자들이 빨간 사과를 적절히 받쳐 주면서 장식적인 효과를 내는 것 같아.

이 그림은 푸른 배경에 빨간 사과를 실크스크린 기법으로 제작한 뒤 나중에 하늘색 물감으로 그림과 글씨를 그려 넣은 것 같아. 그러고 보니 노란 바나나를 그려 넣고 커다랗게 앤디 워홀이란 작가 사인을 넣은 또 다른 작품 〈바나나〉나, 초현실주의의 대가인 마그리트가 사과를 그려 놓고 〈이건 사과가 아니다〉라고 제목을 붙인 그림도 생각나네. 아무튼 워홀은 우리가 흔히 볼 수 있는 과일을 이렇게 예술작품의 대상으로 사용해서 색다른 느낌을 주는구나. 이해할 수 없는 것들을 그려 놓고 예술이라며 젠 체하지 않고 말이야.

이 정직해 보이는 사과를 보니 이란 출신 압바스 키아로스타미 감독의 〈체리 향기〉란 영화가 떠오른다. 영화는 특별한 사건 없이 상당히 밋밋하고 지루한 편이야. 주요 내용은 자살을 시도하려는 남자가 한 노인에게 도움을 청하는 건데, 오히려 그 노인은 남자에게 삶의 소소하고 작은 기쁨들을 설명해 주지. 그중 가장 기억에 남는 것이 체리 향기란다. 하늘에 떠가는 예쁜 구름과 아이들이 재잘대는 웃음소리,

갑작스레 만난 반가운 얼굴, 그리고 과일에서 나는 그 향기로운 냄새. 찾으려고 들면 주위에는 우리를 미소 짓게 하는 것들이 참 많아. 그래서 엄마는 이 단순한 그림 속에서 달콤한 사과 향기를 떠올려 본단다.

 봄이야! 매일같이 꼼지락거리는 너한테 제법 익숙해진 것 같다. 엄마가 뭘 먹으면 또 움직이고, 자고 일어나면 또 신호를 보내고……. 늘 기도하는 것이지만, 작고 사소한 것에서 기쁨을 찾을 줄 알고 감사할 줄 아는 그런 네가 되면 좋겠구나. 오늘도 좋은 하루 되렴. 고맙다, 건강하게 잘 자라 줘서.

* * *

지금 우리 아기는 청각이 거의 완성되어 밖에서 나는 소리에
민감하게 반응합니다. 만약 큰 병원으로 옮길 예정이라면
지금쯤이 좋아요. 엄마의 상태를 충분히 점검하고 출산 방법을
논의할 수 있는 시간적 여유가 필요하거든요. 몸이 더 무거워지기
전에 출산용품을 준비하기 좋은 시기입니다.

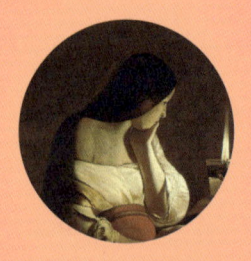

§

조르주 드 라 투르 Georges de la Tour 1593~1652

조르주 드 라 투르는 1593년 신성로마제국 내 작은 마을(1552년 이후에는 프랑스에 속합니다)에서 태어났습니다. 라 투르의 교육적 배경에 대해선 알려진 바가 없지만, 그의 그림에서 이탈리아 화가 카라바조의 영향이 보이는 것으로 보아 초기에 이탈리아나 네덜란드로 여행을 갔던 모양이에요. 1617년 결혼한 후에는 화실을 만들어서 종교 주제화나 장르화를 그렸습니다. 1620년대 초 로랭 공작을 위해 일한 적이 있었던 그는 1638년 프랑스 왕실 화가가 되었죠. 그는 빛의 사용 기법에서 따라올 사람이 없을 만큼 무척 뛰어났습니다. 1640년대에는 어둠 속에서 은은하게 빛나는 빛을 효과적으로 사용하여 그림을 그렸지요. 세상을 떠난 후 잊혀졌던 라 투르는 1915년 독일 학자 헤르만 보스에 의해 재발견되었는데, 극적인 명암 대비와 사실적인 묘사에 뛰어난 이탈리아 화가 카라바조의 영향을 깊이 받았습니다.

29주_라 투르 〈막달라 마리아〉

잠 시
멈 춰
서 기 !

봄이야, 안녕! 오늘은 네가 쓸 방을 정리하기 시작했단다. 다음 달부터는 움직이는 것도 힘들다고 하니까, 이제 조금씩 네가 쓸 물건들을 준비해야 할 것 같아서. 책에 나온 출산용품 목록을 보면서도 뭘 사야 할지 막막해서 최근에 아기 낳은 친구들에게 물어보고 산 것들이야. 네가 쓸 이불이랑 요, 겨울에 태어날 너를 따뜻하게 감싸 줄 겉싸개, 태어나면 처음 입게 될 배냇저고리 한 벌, 내복 두 벌, 속싸개 하나. 신생아 때 쓰는 것들은 잠깐 쓰고 지나가는 것들이 많아서, 주변에서 몇 개 얻어 쓰기로 했어.

오후에는 예방 접종을 하게 될 보건소도 둘러봤어. 한번 가야지 하면서도 계속 미루던 곳인데, 오늘은 큰 맘 먹고 집을 나섰지. 영유아 예방 접종 안내표와 철분제도 받아오고. 엄마가 오늘 제법 부지런한 하루를 보냈지?

그래도 갑자기 겨울처럼 서늘해진 밤에는 왠지 모르게 쓸쓸한 생각이 들어서, 오랜만에 혼자 초를 켜고 한참을 앉아 있었단다. 엄마가 원래 초를 켜는 걸 좋아하기도 하지만, 뭔가 생각에 잠기고 싶을 때 촛불 앞에 앉아 있으면 마음이 차분해지는 것 같거든. '봄이가 세상에 나오면 어떨까? 얼마나 힘든 걸까? 또 얼마나 좋은 걸까? 정말 나도 엄마 노릇을 잘할 수 있을까?' 여러 가지 생각이 밀려들더구나. 사람은 누구나 세월에 대해 의식할 틈도 없이 하루하루를 바쁘게 살아가고 시간도 그만큼 빨리 흘러가는데, 여성으로서 경험하는 이 특별한 기간은 참 많은 것을 멈춰 서서 생각하게끔 만드는 것 같아. 그동안 내가 '나'로서 살아 왔던 일들을 돌아보면서 반성도 하고, 내가 책임져야 할 새로운 가족이 생긴다는 것, 그래서 '우리'로서 살아가게 된다는 것에 대한 묘한 감정들, 그리고 이후의 삶에 대한 막연한 걱정들이 뒤엉켜서 말로 표현할 수 없는 감정들이 밀려드는구나.

그래서 오늘 펼쳐 든 그림은 17세기 프랑스의 화가 조르주 드 라 투르의 〈막달라 마리아〉란다. 이 화가는 어두운 화면 속에 작은 불빛을 효과적으로 사용해서, 늘 무게감 있고 신비로운 느낌을 주는 그림으로 무척 유명한 사람이야. 어두운 방 안을 조용히 비춰 주는 작은 촛불을 조명으로 활용해서 화면 속의 정물들과 인물의 모습을 은은하게 드러내 주지. 촛불과 멀리 떨어진 곳은 어둠 속에 묻혀 있고 가까이 있는 쪽은 은근하게 밝혀 주어서 그림이 더 사실적으로 보이는 것 같아. 이건 동시대 이탈리아 화가였던 카라바조의 영향을 받았다고 해. 라 투르 역시도 환하고 밝은 그림보다는 빛과 어두움의 과감한 대조를 이용해 그림의 구성을 더 극적이게 만들곤 했거든. 카라바조의 그림이 조금 더 역동적인 느낌을 준다면, 라 투르의 그림은 무척 차분해서 화면 속을 조용히 응시하게 하는 힘이 있어.

자, 이제 그림으로 돌아가 볼까? 그림 속 여인도 지금 엄마처럼 어두운 방 안에 홀로 앉아 있어. 한 손은 해골 위에 얹고 다른 손으로는 한쪽 뺨을 감싼 채, 활활 타오르는 초 앞에 앉아 생각에 잠겨 있구나. 타오르는 촛불의 빛이 어둠 속에 잠긴 그녀의 얼굴과 가슴 부근을 환히 비춰 주고 있네. 그녀의 가슴께를 비추는 촛불의 묘사가 무척 사실적이라서 마치 따스함이 그대로 느껴지는 것 같아. 이렇게 사실적인 뛰어난 정물 묘사도 카라바조와 라 투르의 공통점 중 하나야. 높이 타오르는 촛불은 부족한 믿음의 상태를 내쫓으며 세상의 죄와 어두움으로부터 돌이켜 신의 빛으로 나아간다는 의미를 가지고 있단다.

이 여인의 이름은 막달라 마리아. 신약 성서에 따르면 그녀는 귀신

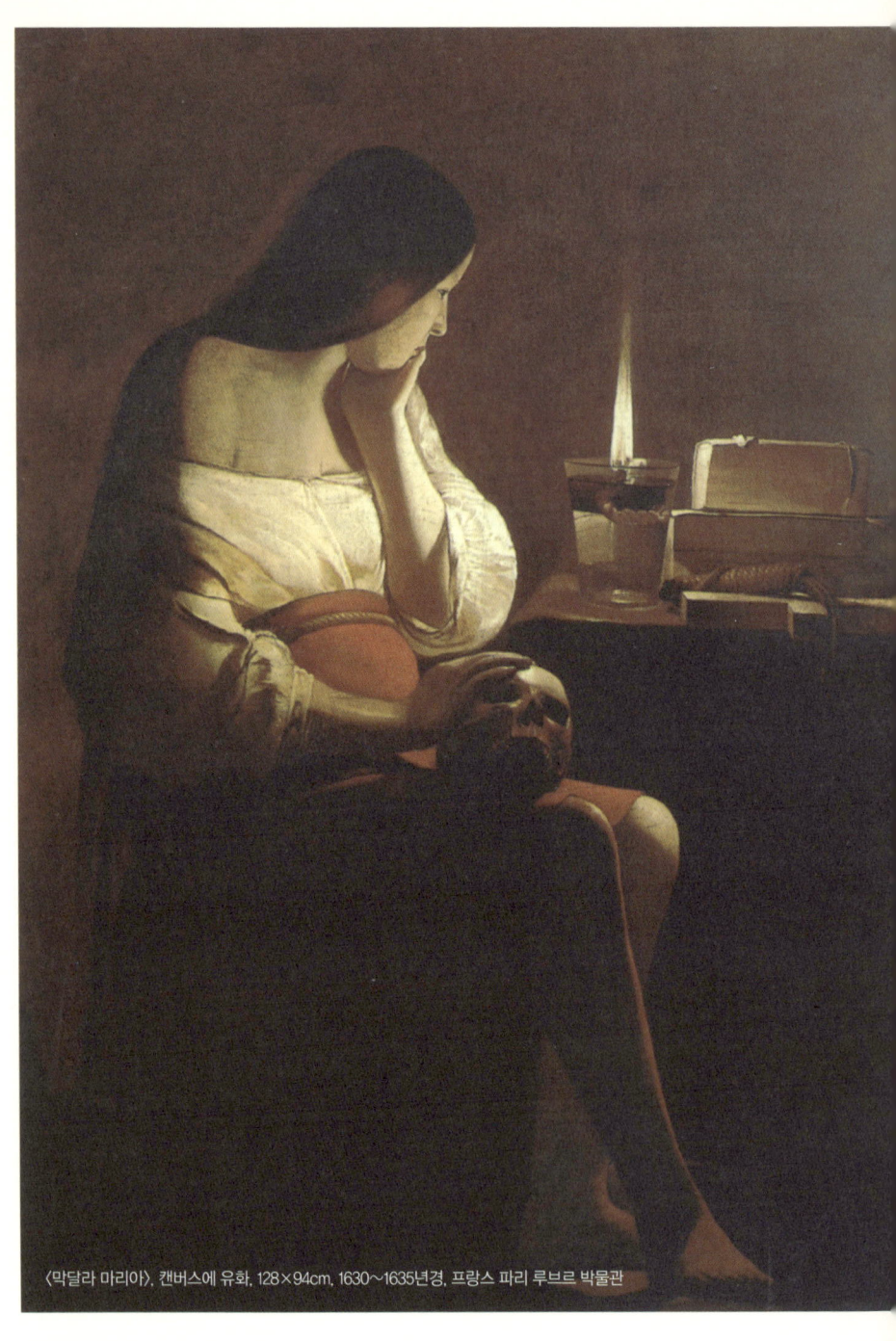

〈막달라 마리아〉, 캔버스에 유화, 128×94cm, 1630~1635년경, 프랑스 파리 루브르 박물관

이 들렸던 여자로, 예수님의 고침을 받은 후에는 예수님을 따라다니며 사역을 도왔다고 해. 또 다른 전설에 따르면, 방탕하고 죄 많은 여자였다가 회개하고 광야에서 30년 동안 묵상을 하며 살았다고도 하네. 아무것도 없는 사막 같은 곳에서 30년이나 어떻게 살았을까? 전설로는 매일 일곱 번씩 천사들이 막달라 마리아를 하늘로 인도해서 영적으로 풍성한 양식을 공급해 주었다는구나. 그러다가 마지막으로는 하늘로 들려 올라갔다네. 예수님이 살던 오랜 옛날에는 아파서 고생하는 것도 다 죄 때문이라고 여겼기에, 오랜 질병으로 고생한 막달라 마리아를 죄인이라고 불렀는지도 모르겠어. 어쨌든 재미있는 건 이제 사람들은 막달라 마리아를 성녀로 부른다는 거지. 죄 많은 여자가 예수님의 고침을 받고 새로운 사람이 되어 이후에는 성녀로 추앙받게 되다니, 사람들의 마음이란 참 변덕스럽기도 하다.

    그림 속 막달라 마리아는 아마도 매일의 묵상에 빠진 모양이야. 해골은 '죽음을 기억하라'는 의미를 가지는데, 그림 속에서는 주로 죽을 수밖에 없는 인간의 나약함을 상기시켜 주는 전형적인 장치로 쓰인단다. 하긴 죽음 앞에선 한없이 작아지는 존재가 우리 인간이지. 그래서 늘 죽음을 생각하면 욕심 낼 일도, 화낼 일도 없을 거야. 지금 마리아는 지난날의 죄를 돌아보며 회개하는 동시에 자신도 모르게 떠오르는 온갖 잡념들과 싸우고 있는 게 아닐까? 탁자 위에 놓인 성서와 십자가는 매일 예수님의 은혜를 떠올리며 마음을 새롭게 하는 데 도움이 될 것 같아.

이런 생각들을 하고 보니 엄마도 마음이 차분해지는 것 같구나. 그리고 지금 내게 주어진 상황을 감사함으로 잘 받아들여야지 하는 생각이 든다. 겪어 보지 않은 일에 대한 두려움이 큰 이유는 엄마가 유난히 엄살이 심해서인지도 모르겠어. 주변 사람들의 이야기처럼 네가 태어나면 더 기쁘고 더 많이 행복하고 감사할 것이라고 엄마 스스로를 격려하며 마음을 다독여 본다. 그렇지, 봄이야? 이제 정말 너를 만날 날이 점점 다가오고 있구나.

***

지금 우리 아기는 몸에 피하지방이 붙기 시작해 통통해집니다. 눈동자도 생기고 초점 맞추는 연습도 시작하지요. 엄마는 숨이 가빠지고 허리나 등의 통증을 자주 느낄 수 있어요. 쉽게 피로할 수 있으니 무리하지 않도록 일상생활에서도 조심해야 합니다.

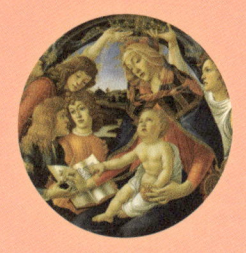

$\int$

산드로 보티첼리 Sandro Botticelli 1445~1510

산드로 보티첼리는 1445년 이탈리아 피렌체에서 태어났습니다. 그는 1462년경 섬세한 색채와 유려한 선, 정교한 감정 표현에 뛰어났던 프라 필리포 리피 밑에서 공부하며, 부드럽고 차분한 자연스러움을 보여 주는 마사초의 영향도 받았죠. 자신의 공방을 갖게 된 1470년경에는 윤곽선이 뚜렷하고 빛과 그림자의 대비가 최소화된 그림을 그렸습니다. 〈프리마베라〉, 〈비너스의 탄생〉 같은 명작들을 그린 1480년대에는 교황 식스투스 4세의 부름을 받아 로마로 가서 교황의 초상화와 시스티나 예배당 프레스코화 작업에 참여했습니다. 이후에는 메디치 가문의 로렌초 공 집에서 프레스코화를 그리기도 하고, 교회 예배당이나 수도원에 그림을 그리는 등 성공한 작가로 왕성하게 활동했습니다. 초기 르네상스 회화의 선두 주자로 꼽히죠.

30주_보티첼리 〈찬가의 성모〉

평안을
주소서

아가, 안녕! 드디어 임신 기간의 4분의 3이 지나고, 너를 만날 날이 얼마 안 남았네. 엄마는 면역력이 떨어져서인지 감기 기운이 없어지질 않아 좀 힘들었어. 정말 임신 최대의 적은 감기인 것 같아. 약도 못 먹으니 방법이 없어서 잠을 자려고 누웠는데, 배 양쪽 끝에서 동시에 볼록볼록하며 네가 움직이는 거 있지. 이런 건 처음이구나. 보통 왼쪽이나 오른쪽에서 꼼지락거리기만 했었는데, 기지개라도 켜는 거니? 아니면 그만큼 몸이 자라나서 그런 거니? 네 움직임이 커지니까 또 새삼스럽고 신기하구나.

오늘은 엄마가 아주 예쁜 그림을 보여 줄 거야. 엄마와 아기가 함게 있는 사랑스러운 이 그림은 15세기 이탈리아의 화가인 산드로 보티첼리가 그렸단다. 보티첼리는 여인을 섬세하고 사랑스럽게 잘 그리기로 매우 유명한 사람이야. 그가 사용한 색채는 무척 선명하면서도 풍성하고, 정확하면서 깔끔하게 표현된 선은 그 자체로 율동감이 있어서 흐르는 듯 자연스러운 느낌을 준단다. 후기에는 사실적인 형태보다는 장식적이고 표현적인 형태로 대상을 왜곡해서 묘사하기도 했어. 아마도 오늘날 유행하는 예쁜 순정만화의 기원은 바로 이 보티첼리가 아닐까? 아주 오래된 그림인데도 마치 오늘날 그린 그림처럼 세련미가 넘치지?

초기 르네상스를 이끌었던 화가 보티첼리의 그림은 이탈리아 피렌체에 있는 우피치 미술관에 가면 볼 수 있는데, 이 미술관은 보티첼리의 방이 따로 있을 정도로 그의 대표작을 많이 소장하고 있는 것으로 유명해. 그중 가장 유명한 그림이 〈비너스의 탄생〉과 〈프리마베라〉란다. 〈비너스의 탄생〉은 이교(異敎)의 여신을 거대한 크기의 누드로 제작해서 화제가 되었던 작품인데, 긴 머리카락으로 부끄러운 곳을 가려 '정숙'의 미덕을 보여 주고 있지. 〈프리마베라〉는 보티첼리의 시적인 감수성과 끊임없는 자연 묘사의 연구 결과를 반영한 작품이야. 그림 하단을 가득 메운 다양한 꽃과 녹음이 아주 세밀하고 아름답게 묘사되어 있거든. 화면 오른쪽엔 엄마랑 앞에서 보았던 서풍(西風)의

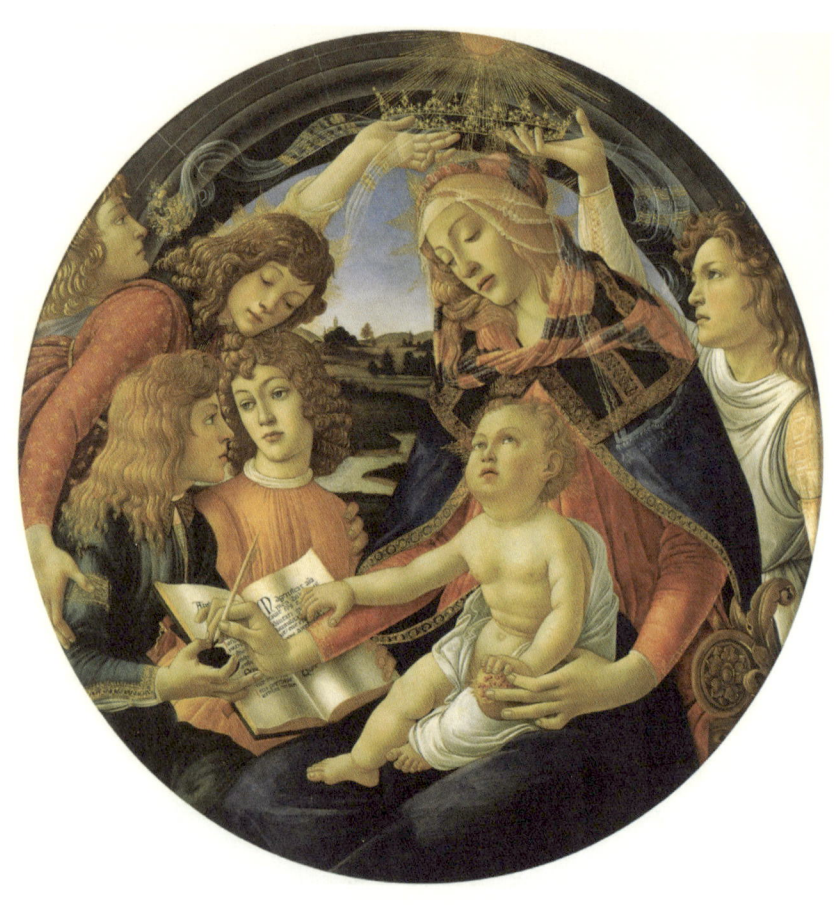

〈찬가의 성모〉, 나무에 템페라, 지름 118cm, 1483년경,
이탈리아 피렌체 우피치 미술관

신 제피로스와 님프 클로리스, 그리고 클로리스가 플로라로 변신한 모습도 그려져 있어. 화면 중심엔 사랑과 생명의 탄생을 상징하는 비너스가 있고. 우리 봄이도 나중에 이 그림들을 보게 될 기회가 생긴다면 그의 여리고 섬세한, 그러면서도 날카로운 선이며 풍부한 감성을 가진 아름다운 색채, 그리고 화면 속에 흐르는 리듬감에 반하게 될 거야, 아마.

보티첼리는 그리스 로마 신화의 장면들 외에도 성서에 나오는 예수님과 성모 마리아를 많이 그렸는데, 엄마는 그중에서도 오늘 보는 이 그림 〈찬가의 성모〉가 가장 아름다운 것 같아. 특히 동그란 화폭을 이용하여 마치 인물들이 거대한 볼록렌즈에 비친 것처럼 묘사한 건 정말 독특한 아이디어 같아.

이제 그림을 한번 들여다볼까? 평화로운 풍경을 배경으로 중심에서 살짝 오른편에 성모 마리아와 아기 예수가 자리를 잡고 있고, 그 주변을 다섯 명의 천사들이 둘러싸고 있어. 그들 뒤로는 평화로운 전원 풍경이 펼쳐져 있지. 성모 마리아의 머리 위에서는 천상의 영광을 상징하는 금빛 광채가 뿜어져 나오고 있고, 천사들이 반짝이는 금관을 성모 마리아에게 살포시 씌워 주고 있네. 반짝이는 금가루는 마리아가 입은 망토에도, 아기 예수와 천사들의 머리칼에도 골고루 뿌려져 있어서 모두가 현실의 인물들이 아닌 성스러운 인물들임을 짐작하게 해 주는구나.

마리아가 걸친 망토의 푸른빛은 성모 마리아를 상징하는 색이란다. 포동포동 귀여운 아기 예수는 엄마 무릎에 얌전히 앉아서 하늘로 시선을 돌리고 있는데, 오른손은 책 위에 올려져 있고 왼손으로는 석류를 쥐고 있어. 알알이 작은 붉은 알갱이로 이뤄진 석류는 아기 예수가 장차 십자가 고난을 겪고 피를 흘려서 인류를 구원할 것임을 상징하는 거란다.

마리아는 지금 잉크에 펜을 적셔 뭔가를 적으려고 하는 것 같아. 아기 예수의 오른손이 닿아 있는 책을 보니 이미 반 이상 적어 내려간 상태인 것 같지? 아기 예수의 손 닿은 곳에 적혀 있는 '매그니피캣(Magnificat)'은 '성모 마리아 송가(頌歌)'라는 의미라고 해. 그림 속의 마리아가 적고 있는 송가는 자신의 몸에서 예수님이 탄생할 것을 예고 받은 뒤 친척 엘리사벳을 방문했을 때 마리아가 직접 불렀던 노래란다. 신약 성서에도 자세히 나와 있어. "내 영혼이 주님을 찬양하며, 내 구세주 하느님을 생각하는 기쁨에 이 마음 설렙니다."로 시작하는 이 찬송에서 마리아는 전능하고 거룩하신 신을 찬양하고는, "우리 조상들에게 약속하신 대로 그 자비를 아브라함과 그 후손에게 영원토록 베푸실 것입니다." 하고 노래를 맺지.

아기를 안은 채 이 찬송을 적고 있는 걸 보면, 마리아는 지금 신이 이 아이를 통해 놀라운 일을 행하실 것을 믿고 기대하는 마음으로 충만한 게 아닐까? 그래서인지 마리아의 모습이 세상 어떤 여인보다 훨씬 매력적이고 아름다워 보이는구나. 아마도 천상으로부터 주어지는 평안함과 기쁨의 한가운데 자리했기 때문일 거야. 화면 가장자리에 있는 두 천사는 그런 마리아의 머리에 빛으로 눈부신 왕관을 씌우고 있어. 마리아를 둘러싸고 진지한 표정으로 모여 있는 천사들 좀 보렴. 모두 너무 예쁘고 사랑스럽지 않니?

아가야, 엄마가 임신 7개월로 접어들면서 많이 우울하고 두려웠던 게 사실이야. 아이를 안고 있는 어머니의 모습에서 평안함을 찾는 것도 쉽지 않았고, 주변에서 밤을 지새우며 아이와 씨름하는 이야기를 듣다 보면 마음이 요동치기 일쑤였으니까. 더구나 이번 주에는 배가 아파서 얼마나 놀랐던지. 10분에 한 번 간격으로 칼로 도려내듯 배가 아프더니 30~40분이 지나자 어느 정도 진정이 되긴 했는데, 온 가족이 깜짝 놀랐단다. 병원에 전화해 보니 임신 후기에는 배가 단단하게 뭉치는 듯한 느낌의 가진통이 생기는데 그것과 비슷한 증상이라며 괜찮다고 하더구나.

아무튼 그 일이 있고 나서 엄마는 정신이 번쩍 들었어. '힘들다고 투덜대지 말고 감사해야지.'라고 다짐했단다. 이 그림 속 마리아를 보면서 '언젠가 내게도 저렇게 평화로운 순간이 오겠지.' 기대하면서 말이야.

    봄이야! 몸이 편해지면서 마음에 온갖 두려움이 엄습하곤 했었는데, 혹시 그것이 스트레스가 되어 널 힘들게 한 건 아닌지 반성하는 한 주였단다. 미안해. 너로 인해 기뻐하고 감사할 일이 더 많은데, 엄마가 겁이 많아서 두려움이 더 컸구나! 우리 봄이 쑥쑥 커서 충분히 자란 다음에 나와야 해. 지금은 너무 일러요~. 그럼 우리 더 잘 먹고 잘 자고, 건강하게 지내다가 만나자!

***

움직임이 많았던 아기는 이제 머리를 골반 아래로 향하게 됩니다.
그리고 탯줄을 통해 산소를 공급받으며 호흡 연습을 하죠.
엄마는 여러 번에 걸쳐 조금씩 자주 식사를 하는 것이 좋아요.

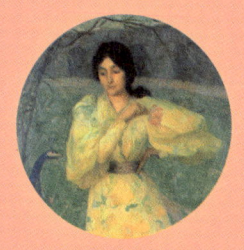

꽃

에드몽 아망-장 Edmond Aman-Jean 1858~1936

에드몽 프랑수아 아망-장은 프랑스 파리 외곽의 작은 마을에서 태어났습니다. 그는 1880년 에콜 데 보자르에서 조르주 쇠라와 함께 앵그르의 제자인 앙리 레만(Henri Lehmann)의 지도를 받으며 미술 공부를 시작했지요. 이후에는 피에르 퓌비 드 샤반 밑에서 그림을 배우며 상징주의자의 길을 걷게 됩니다. 아망-장은 여성 인물을 그린 초상화로 유명해졌는데, 때때로 공공건물이나 관공서에 벽화를 그리기도 했습니다. 그는 당시 파리에 유행하던 일본 미술뿐 아니라 영국 라파엘 전파의 영향도 많이 받았습니다. 또 그림과 함께 석판화와 포스터 작업도 함께 했지요. 신인상주의자인 쇠라와 스튜디오를 함께 쓰며 평생 우정을 나누었습니다.

31주_아망-장 〈소녀와 공작새〉

함께

있어도

외로워

봄이야! 잘 있니? 지난주에 생각지도 않게 배가 아파서 얼마나 놀랐는지 이번 주는 정말이지 얌전히 일주일을 보냈단다. 서점에 가서 한참을 앉아 책을 읽는 일도, 컴퓨터 앞에서 글을 쓰거나 인터넷 서핑을 하는 일도 그만두고 주로 휴식을 취하려고 애썼어.

오늘은 19세기 프랑스의 상징주의 화가인 에드몽 아망-장이 그린 〈소녀와 공작새〉를 보려고 해. 무척 환상적인 그림이지. 아망-장은 파스텔화와 판화, 유화 등 다양한 매체를 활용해 그림을 그렸는데, 주로 여인들을 그렸어. 그림 속 여인의 모습을 잘 살펴보면 꿈속에서 본 듯한 아련한 이미지란다. 흐릿하고 몽환적인 분위기를 풍긴다고 할까.

이 그림 역시 마찬가지야. 19세기 프랑스 문학에서 시작된 상징주의 운동은 주로 개인의 주관적 정서를 드러내는 게 특징이었어. 그리고 미술에서는 구체화하기 어려운 초자연적이고 초현실적인 이미지를 통해 주로 삶과 죽음, 사랑과 꿈, 성(性), 환상 등의 주제를 표현했지. 그러다 보니 왠지 모르게 몽환적이고 신비로운 분위기를 풍기는 라파엘 전파의 이미지와 비슷한 느낌을 주는 그림들이 많아.

영국을 중심으로 한 라파엘 전파는 1848년 세 명의 젊은 화가들이 모여 시작된 것인데, 르네상스 시기의 화가 라파엘 이전의 미술을 부활시킴으로써 당시 영국 미술을 개혁하고자 했지. 그 핵심적인 세 사람의 이름은 헌트, 로세티, 밀레이야. 이들은 당시 영국의 고전적인 아카데미즘에 반기를 들고 새로운 미술을 창조해 내고 싶어 했어. 그래서 전통적인 방식을 탈피한 솔직하고 단순한 화면을 위해 자연을 주의 깊게 관찰했지. 그 결과 라파엘 전파의 그림에선 자연을 직접 관찰한 생생한 표현이 눈에 띄게 돼. 더불어 성서와 중세 문학을 주제로 그리면서 개별적인 시적 상징을 사용하게 되고, 그 결과 희미하게 표현된 윤곽과 흐릿하고 몽상적인 분위기와 명암 표현이 나타나게 되거든. 에드몽 아망-장의 경우도 그런 것 같아.

이 그림을 들여다보면, 화사한 노란색 드레스를 입은 여인 옆으로 아름다운 깃털을 뽐내는 공작새가 있고, 그들 뒤편으로는 고대 유적인 듯한 건물이 희미하게 보이는구나. 그들을 둘러싼 푸른 풀밭과 여인의 옷에 수놓인 초록빛 무늬들, 하다못해 화려한 공작새의 깃털 무늬조차 흰색을 듬뿍 섞어 바른 듯 창백하고 차분해 보여. 색은 밝고 화사한 느낌을 주지만, 인상주의 회화에서 보이는 그 순도 높고 맑은 색채는 아니거든. 그래서 이 그림이 더 비현실적인 느낌을 주는 것 같아. 형태의 윤곽선을 뚜렷하게 묘사하지 않아서 화면 속 형태들이 서로 연결되어 보이는 점도 그렇고.

이렇게 차분하게 가라앉은 색채가 주는 인상은 동시대 화가 모리스 드니의 그림을 떠올리게 하는구나. 드니는 19세기 나비파(Les Nabis, '예언자'를 뜻하는 히브리어 'Nabi'에서 유래)의 일원이자 비평가로 활동하던 화가인데, 리듬감 있는 형태와 밋밋하고 차분하게 가라앉은 색채를 사용했거든. 하긴 "미술 작품이란 바로 한 작가가 자연을 자신의 미학적 은유와 상징들로 종합해 내는 활동의 최종 결과물"이라고 주장했던 나비파가 라파엘 전파와 폴 고갱의 영향을 받았으니 그리 이상할 것도 없겠어.

입술을 꼭 다물고 눈을 내리깐 채 서 있는 그녀는 무슨 생각에 잠긴 걸까? 여인과 더불어 화면 중심을 차지한 공작새는 또 어떤 뜻을 가지고 있는 걸까? 공작새는 쉽게 짐작할 수 있듯이 '화려함'을 상징하는 새지. 그러나 한편으론 불멸불사의 상징으로도 쓰인단다. 또 중

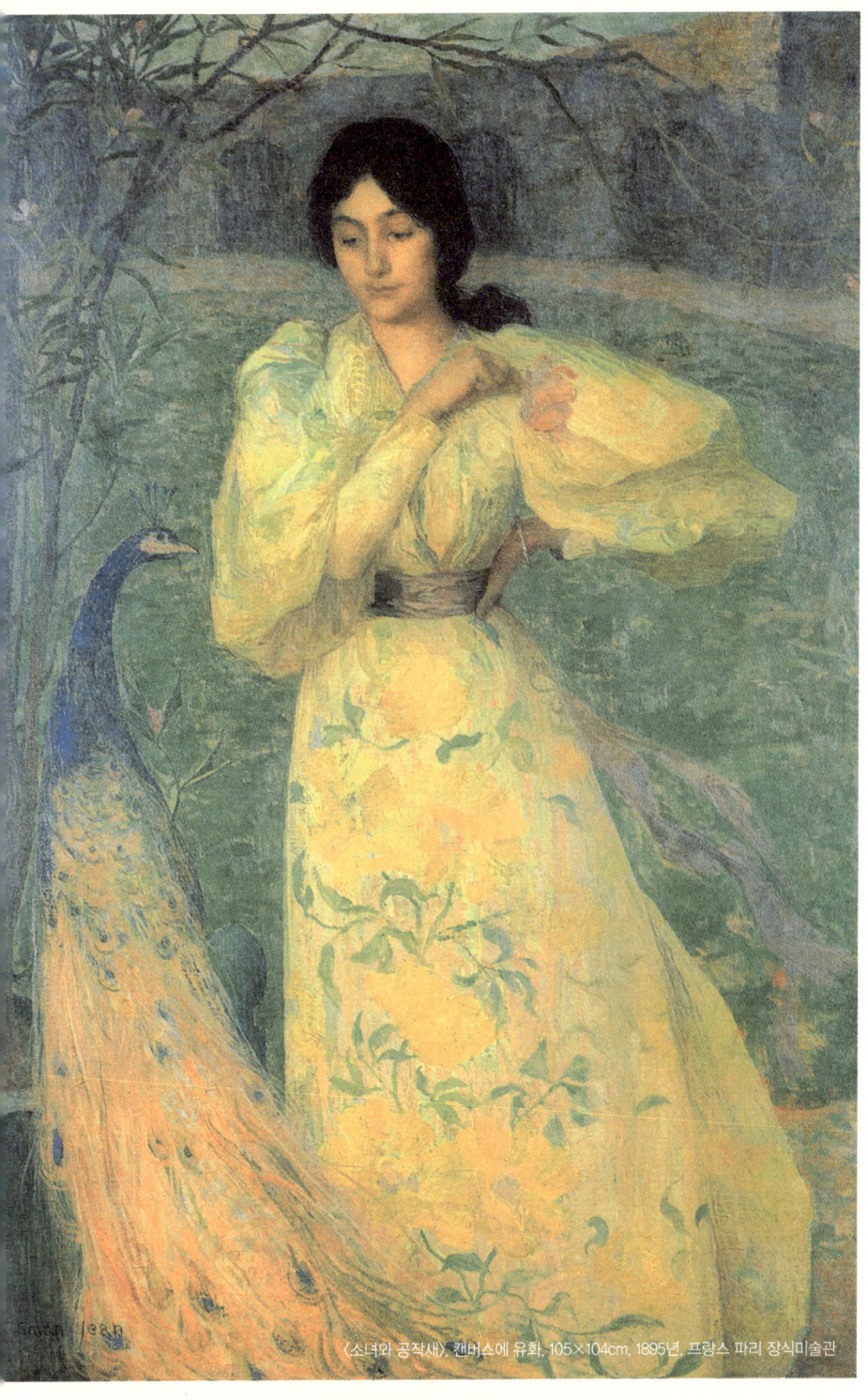

〈소녀와 공작새〉, 캔버스에 유화, 105×104cm, 1895년, 프랑스 파리 장식미술관

세 시대의 기독교 동물 상징 사전인《피지올로구스(Physiologus)》에 따르면, 공작새는 눈부신 자태와 달리 쉰 목소리가 나고 발이 못생긴, 상반되는 면을 가진 새라서 '하느님이 주신 은혜를 기억하는 동시에 내가 지은 죄악을 돌아보라'는 충고를 담고 있다고 해. 공작새 하나에 이런 거창한 의미가 숨어 있다니, 옛사람들은 참 대단하지?

다시 그림으로 돌아와 보면, 여인은 그 결연한 표정으로 보아 무언가 중요한 결단을 앞두고 있는 것처럼 보이기도 하고, 세상과 분리되어 홀로 서 있는 듯 외로워 보이기도 하는구나. 특히 요즈음의 엄마 마음을 비춰서 생각해 보면, 그녀는 누군가와 함께 있어도 늘 홀로 있는 듯한 외로움, 아무리 설명해도 함께 공유할 수 없는 온갖 복합적인 감정들에 파묻혀 있는 것이 아닐까 싶기도 해.

봄이야! 엄마에게 주어진 이 소중하고 의미 있는 시간에 진심으로 감사하단다. 그러면서도 아빠와 그 과정을 온전히 공유할 수 없다는 사실이 좀 답답하기도 해. 내 몸 안에서 일어나는 일이니 다른 사람이 모르는 건 당연한 일인데도(나조차도 설명하기 어려운데 말이야) 자꾸 서운한 이유가 뭘까? 봄이는 어느덧 벌써 30주가 지나서 이제 곧 태어날 준비를 하고 있는데, 혼자 감당하고 있다는 외로움이 가끔 엄마를 힘들게 하네. 그래도 올록볼록하며 꼼지락거리는 봄이 덕분에 오늘도 웃어 본다. 엄마가 더 힘낼게!

✱✱✱

지금 우리 아기는 얼굴의 형태가 제법 뚜렷해집니다. 기억력이나 감각 능력도 크게 발달하지요. 엄마는 자궁이 수축되어 하루에 몇 번씩 배가 뭉치는 듯한 느낌을 받습니다. 그럴 때에는 바로 누워서 심호흡을 길게 하며 휴식을 취하세요.

행복한 태교 이야기 ⑨

신세대 엄마의 명품 태교(1)
- 개성 넘치는 나만의 태교법 -

최근 신세대 엄마들 사이에서는 개성 넘치는 자기만의 태교를 즐기는 경향이 널리 퍼지고 있습니다. '마음을 편하게 가진다', '예쁜 것만 보고 예쁜 것만 먹는다'는 전통 태교에서 한 발 더 나아가 여행이나 발레, 힙합 등 자신의 취미 활동을 태교에까지 활용하는 것이지요.

여행태교가 그 대표적인 예입니다. 임신 중 부부가 함께 여행을 떠나 좋은 풍경을 보고 맛있는 것을 먹으며 심신을 달래는 것이지요. 출산 후에는 육아 때문에 당분간 여행이 힘들어진다는 점 때문에 젊은 부부들 사이에 각광받고 있습니다. 그래서 여행사에서도 태교여행 특화 상품을 내놓기도 했답니다.

또 타블로와 결혼한 영화배우 강혜정은 힙합태교를 하여 화제를 모으기도 했고, 그 외에 발레, 합창단, 꽃꽂이, 퀼트 등을 태교와 접목시킨 프로그램들도 인기가 있습니다. 그리고 사회적 기여에 관심 많은 사람들은 태아의 이름으로 기부를 하는 나눔태교에도 적극 참여하고 있습니다. 최근 대한적십자사와 대한산부인과의사회 공동으로 펼치는 나눔태교 기부 운동에도 한번 참여해 보면 어떨까요? 우리 아이가 살아갈 세상은 좀 더 따뜻하고 정의로운 사회가 되기를 꿈꾸면서.

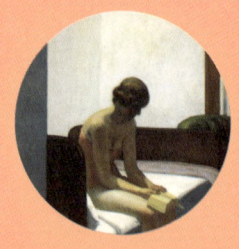

§

에드워드 호퍼 Edward Hopper 1882~1967

에드워드 호퍼는 1882년 미국 뉴욕의 중산층 가정에서 태어났습니다. 프랑스와 러시아 문화를 애호하는 아버지와 예술적 감성을 가진 어머니의 영향을 받은 호퍼는 다섯 살 때부터 드로잉에 재능을 보였죠. 이런 그에게 부모님은 필요한 미술 재료와 책을 사다 주는 등 지원을 아끼지 않았습니다. 십대에는 펜과 잉크, 수채 물감, 유화 물감을 사용하여 그림을 그리는 동시에 정치적인 카툰도 시도했습니다. 1899년 미술 공부를 시작한 호퍼는 곧 뉴욕 미술앤디자인 인스티튜트로 옮기게 되었답니다. 그리고 광고 회사에서 일러스트레이션 일을 하던 그는 1923년 브루클린 미술관에서 열리는 전시에 참여하면서 이름을 알리기 시작했지요. 화면 내 형상을 어디에 배치하느냐 하는 기하학적이고 단순한 디자인에 온 정신을 기울였던 그는 미술뿐 아니라 디자인에도 큰 영향을 미쳤으며, 미국의 미술관 어디에서든 만날 수 있는 주요 작가 중 한 명입니다.

32주_호퍼〈호텔 방〉

때로는
지루한 게
낫다

봄이야, 이번 주면 8개월도 끝나는구나. 정말 너를 만날 날이 가까워졌네. 오늘은 젖병 세정제와 온습도계, 아기 비누 등 필요한 물품들을 주문했어. 며칠 전엔 잠자리에 누웠을 때 네가 한참을 유난히 크게 움직여서 놀랐지 뭐니. 그리고 다음 날은 하루 종일 배가 단단하게 뭉쳐서 결국 자궁 수축 정도를 알아보는 검사와 초음파 검사 등을 받고 입원까지 했지. 처음엔 대수롭게 여기지 않았는데, 이렇게 자주 자궁이 수축되면 진통으로 연결되어 조산하는 수가 있다니 어쩌겠니. 더구나 갑자기 양수가 많이 줄었다면서 조금만 더 줄게 되면 분만을 해야 할지도 모른다는 거야.

얼떨결에 입원을 한 후 밤새 자궁 수축 억제제를 맞으며 온갖 검사를 받는 통에 잠을 못 잤는데, 우리 봄이도 많이 힘들었지? 사실 엄마를 더 힘들게 한 건 그곳이 분만실이어서 진통을 하는 산모들의 신음소리와 비명을 들어야 했던 거야. 남의 일 같지 않은 터라 정말이지 두려워서 링거를 뽑아 버리고 밖으로 뛰쳐나가고 싶었지.

그렇게 밤을 꼬박 새우면서 엄마는 2006년 1월 1일 홀로 머물렀던 스페인 마드리드의 작은 호스텔 방을 떠올렸어. 유럽 미술관 여행을 담아 낸 첫 책을 위한 자료 보강 차원에서 서둘러 떠난 여행이었는데, 그날은 새해 첫날이라 미술관이고 상점이고 다 문을 닫은 터라 작은 1인실에서 텔레비전을 보며 휴일이 끝나기만을 기다리고 있었지. 그때에는 그 상황이 꽤나 지루하고 답답했었던 것 같은데, 온갖 신음 소리가 난무하는 분만실에 누워 있자니 그 작고 조용하던 방이 어찌나 그립던지…….

그래서 떠오른 그림 하나가 20세기 가장 중요한 북미 사실주의 화가 중 하나인 에드워드 호퍼의 〈호텔 방〉이었단다. 이 그림을 볼 때마다 참 어둡고 칙칙하다는 느낌이었는데, 여행 중 휴식을 취하며 책을 읽고 있는 여인이, 그리고 어디로든 또다시 떠날 수 있는 그 여인이 순간 너무나 부럽다는 생각이 들었어. 사실 이 그림은 그 구성이나 내용 면에서 무척이나 단순하지. 호텔 방의 밋밋한 흰색 배경과 단순한 모

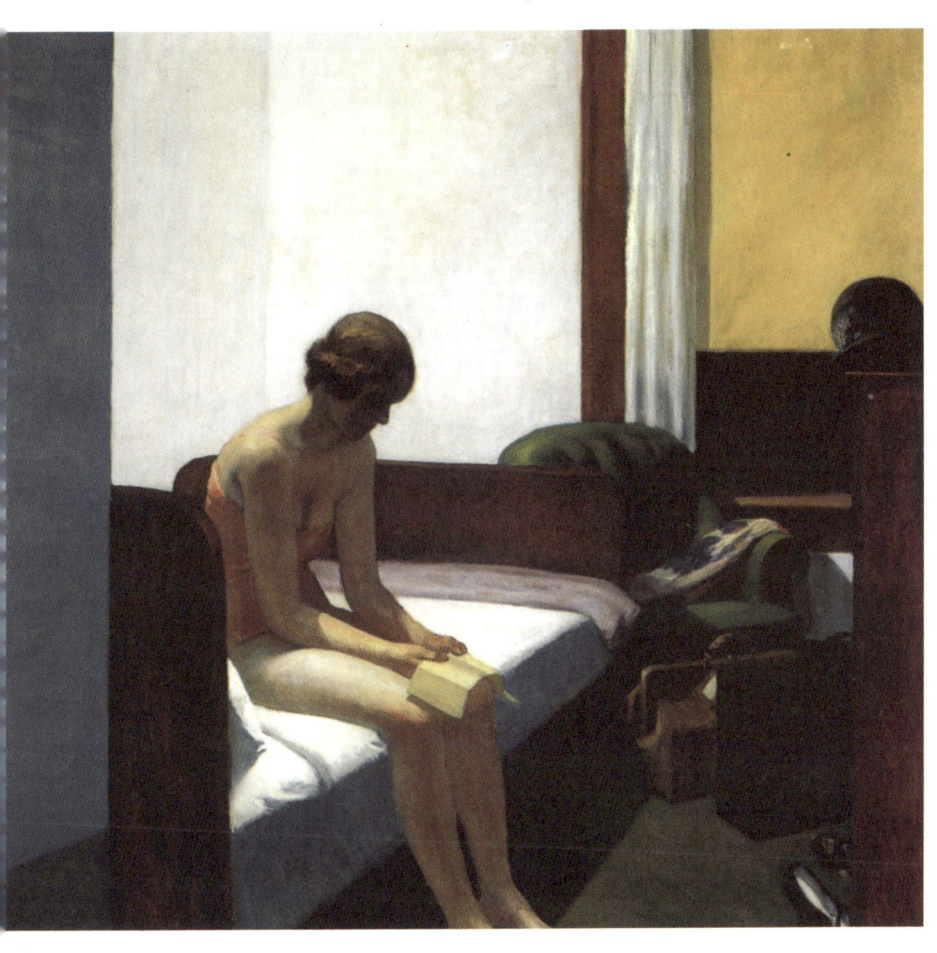

〈호텔 방〉, 캔버스에 유화, 152.4×165.7cm, 1931년, 스페인 마드리드 티센-보르네미사 미술관

양의 침대며 초록빛 의자, 그리고 군더더기 없이 단순화되어서 마치 마네킹처럼 보이기까지 하는 여인, 한편에 놓인 가방들이며 구두, 모자의 모습까지도 포스터물감으로 그려 낸 듯 무척 단순화되어서, 그림이라기보다는 잡지나 광고에 실린 디자인을 보는 느낌이야. 실제로 호퍼는 초기에 광고 미술과 삽화용 판화를 제작했던 경력이 있다고 해. 사실 그의 단순한 화면은, 생생한 색채로 담백하면서도 힘이 넘치는 그림을 그렸던 15세기 이탈리아 화가 피에로 델라 프란체스카에게서 받은 영향을 그대로 보여 준단다.

호퍼는 1920년대 중반부터 유화와 수채화를 그리기 시작했는데, 그가 그린 도시의 일상적인 풍경 속에는 산업화와 제1차 세계대전, 경제대공황을 겪은 미국의 사실적인 모습이 잘 담겨 있어. 특히 그의 그림에서는 현대인이 느끼는 고독이나 소외감 같은 정서가 잘 표현되어 있지. 우리가 마주하는 이 그림 속 여인은 어떨까? 그녀는 지금 여행 중인 것 같은데 하얀 벽면을 빼고는 무척 어둡고 가라앉은 색깔로 그려져 있어서 여행의 들뜬 기분은 찾아보기 힘들구나. 어쩔 수 없이 짐을 싸들고 온 걸까? 어디로 가야 할지 모를 무거운 마음일까? 그래서인지 여인의 얼굴도 표정을 알아차릴 수 없을 만큼 어둡네.

그렇긴 해도 병실에 누워 링거를 꽂고 밤새 불안에 떨어야 했던 엄마의 입장에서는 여인의 복잡한 심정이며 막막함은 전혀 문제될 게 없어 보여. 어쨌든 그녀는 옷을 차려입고 곧 바깥으로 나갈 거야. 호텔 밖에는 그녀의 기분을 새롭게 해 줄 만한 재미난 것들이 기다리고 있을지 모르잖니.

그리고 이제 지극히 평범한 일상으로 다시 돌아온 엄마 역시 기분이 좋아졌어. 배가 잔뜩 나와서 망가진 몸매를 보는 것도, 조심해야 하는 지루한 하루하루에도 다시 감사하게 되면서 지금은 마음의 평안을 찾아가고 있단다. '부디 너무 오랫동안 진통하지 않고 순산하게 해 주세요. 그리고 공포에 휩싸여 봄이를 힘들게 하지 않도록 도와주세요~!' 라고 기도하면서 말이야. 봄이야! 엄마도 매일매일 더 노력할 테니 우리 봄이도 많이 먹고 잘 자고 평안하게 잘 지내다가 만나자!

***

지금 우리 아기는 손가락과 발가락을 많이 움직이고, 팔다리를 움직이는 강도가 세져서 엄마의 눈에도 그 움직임이 보일 정도입니다. 엄마는 비타민 C를 충분히 섭취하여 조산을 예방하도록 해요.

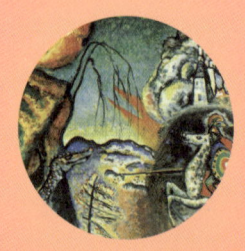

§

바실리 칸딘스키 Wassily Kandinsky 1866~1944

바실리 칸딘스키는 1866년 러시아 모스크바에서 태어나 오데사에서 어린 시절을 보냈습니다. 모스크바 대학교에서 법학과 경제학을 공부한 그는 학교에서 교수직을 제안 받을 정도로 두각을 나타냈다는군요. 서른이 되던 해 그림을 그리기 시작한 뒤 1896년 독일 뮌헨에 있는 순수미술 아카데미에서 본격적으로 그림 공부를 했지요. 1922년부터 1933년까지 미술과 건축을 총망라한 학교인 바우하우스에서 학생들을 가르쳤습니다. 1926년에는 첫 번째 저작인《예술에서의 정신적인 것에 대하여》에 이어, 바우하우스 강의 내용을 밑바탕으로 한《점·선·면》이 출간되었습니다. 정확한 형식에 의한 음악적인 율동감이 살아있는 구성은 최초의 현대 추상화를 그린 칸딘스키의 독특함입니다.

33주_칸딘스키 〈성(聖) 조지와 용〉

해 피

엔 딩

아가야, 안녕! 오늘은 기분이 어떠니? 지난 주말 사건으로 이번 주는 정말 꼼짝하지 않고 지냈는데, 최대한 안정을 취하려고 애쓰다 보니 자꾸 잠만 자게 되네, 후훗. 봄이도 잘 쉬었니? 침대에 누우면 네가 이쪽에서 저쪽으로 출렁이며 한참을 움직이고 놀더라. 내 몸인데 내 의지와 관계없이 움직이다니, 기분이 참 묘하구나. 이제는 네가 많이 자랐는지 움직임이 제법 커서, 가만히 배를 내려다보면 움직이는 모습이 확연히 보이지. 그러고는 영락없이 잠이 들고 말아.

그렇게 잠을 자면서 꿈도 무척 다양하게 많이 꾸었는데, 분만실에서 아기를 낳는 모습을 지켜보며 괴로워하는 현실적인 꿈부터 시작해서 오지를 여행하거나 동화 같은 풍경 속을 거니는 환상적인 것에 이르기까지 장르의 구분이 없지 뭐니.

오늘 소개할 화가인 바실리 칸딘스키 역시 다양한 장르의 그림을 그리다가 20세기 추상주의의 선구적인 작가가 되었단다. 칸딘스키는 당시 대부분의 근대 화가가 그랬듯이 상징주의 그림을 많이 그렸어. 지난번에 말했듯이 상징주의는 19세기 말 프랑스 시인들로부터 시작된 사조인데, 이후에 그림과 연극 등 다른 예술에까지 크게 유행하게 되었지. 상징주의 화가들은 자신의 주관적인 내면을 표현하기 위해 상상력을 총동원해서 환상적인 그림을 그렸어. 그래서 그들의 그림은 왠지 초자연적이고 신비스러운 인상을 준단다.

지금은 '점, 선, 면'의 추상화로 유명한 칸딘스키이지만 사실 1910년 이전의 그림은 뜻밖에도 무척 구체적인 구상화로, 러시아 미술에서 흔한 주제인 전설 등을 바탕으로 한 서사(이야기)를 많이 그렸단다. 특히 그림을 다루는 그의 손끝은 무척 부드럽고 환상적이어서, 어린이를 위한 예쁜 그림책을 보는 듯 밝고 생기가 넘치는 것 같아. 연대가 알려지지 않은(그렇지만 분명히 추상화로 방향을 전환하게 되는 1910년 이전의 그림이 확실한) 〈성(聖) 조지와 용〉 역시 그런 그림 가운데 하나야. 마치 어릴 적 꿈속에서 본 듯한 공주님과 그녀를 구하러 나타난 멋진 왕자님 이야기거든.

무지갯빛 알록달록한 색채들이 조화를 이룬 예쁜 화면은 언뜻 보기에도 네 부분으로 나눌 수 있어. 그림 배경으로 등장하는 마을의 모습과 화면 오른편 나무 아래 있는 공주, 화면 중심에 보이는 말을 탄 조지, 그리고 화면 왼편에 보이는 용이 그것이야. 칸딘스키는 아주 친절하게도 사건이 발생한 배경인 마을 풍경과 등장인물 셋을 확연하게 구별되도록 배치해 놓았어. 사실 이렇게 잘 설명해 주는 서사적인 회화는 고전 회화들에서 흔히 찾아볼 수 있는 구성이란다. 구획을 나누어 그림을 그리거나 사건의 흐름을 알려 주기 위해 같은 인물을 반복해서 그리기도 하고 말이야. 그런 면에서 칸딘스키의 그림은 무척 고전적인 것 같아.

  많은 화가들이 즐겨 다뤘던 주제 중 하나인 이 장면이 칸딘스키에 와서는 동화 속 한 장면처럼 귀엽고 환상적인 느낌으로 바뀌었어. 보통 불을 내뿜는 용의 모습은 무섭게 강조되어 공포심을 자아내고, 나무에 묶인 공주는 그 처연한 모습으로 동정심을 불러일으키는데 말이야. 여기서는 용도 머리만 살짝 내밀고 있고, 공주도 근사하게 차려입은 요조숙녀처럼 보이는 걸 보니 그저 아이들의 놀이판 위에 있는 귀여운 인형들처럼 보이는구나. 더구나 절체절명의 위기의 순간에 머리칼을 휘날리며 용에게 돌진해야 할 조지와 말도 달리는 듯한 운동감이 별로 안 느껴지는 것 같아. 덕분에 실제 전설에서처럼 용과 사투를

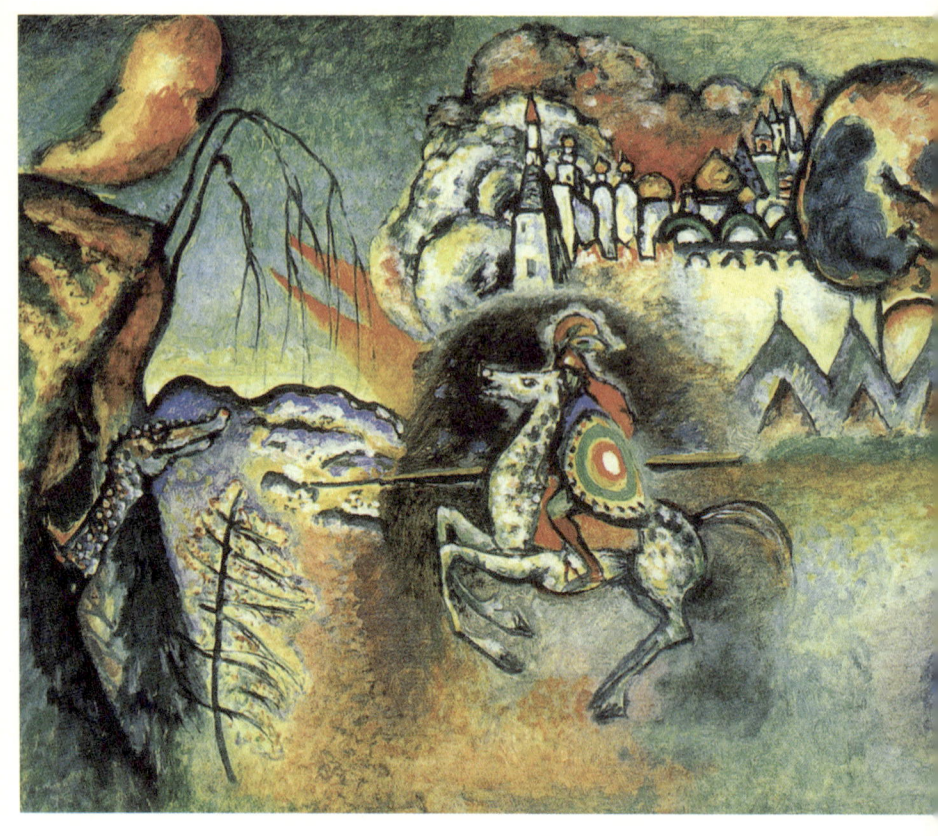

〈성 조지와 용〉, 캔버스에 유화, 61.4×91cm, 연대 미상, 러시아 모스크바 트레챠코프 미술관

벌이며 대단한 승리를 했던 생동감 넘치는 현장 느낌도 덜하지.

그림의 색감 역시 빨강, 초록, 노랑, 파랑이 주조를 이루고 있어 무척 밝은 느낌을 준단다. 칸딘스키는 각각의 색깔에 의미를 부여해서 사용한 것으로 유명한데, 삼원색인 빨강·파랑·노랑을 사용해 꿈과 희망을 성취한다는 뜻을 담았고, 파란색은 순수와 초자연을 뜻하는 동시에 부활을 의미했다고 해. 칸딘스키는 프란츠 마르크와 함께 1912년 자신들의 진보적 예술관을 피력한 논문들을 묶어 《청기사파》라는 책을 출간하면서, 책의 표지로 말 탄 기사가 깃발을 들고 달리면서 두 팔을 쭉 편 채 정신적 승리를 상징하는 모습을 표현했는데, 그래서 이 〈성(聖) 조지와 용〉 그림도 여러 차례 그린 게 아닌가 싶어. 이렇게 맑은 원색의 그림을 보다 보면 기분까지 상쾌해지는 것 같아. 마치 숲 속의 맑은 물소리를 들으면 기분이 좋아지는 것처럼 말이야.

이제 마지막으로, 미술사에서도 자주 등장하는 주제인 '성 조지와 용' 이야기를 잠깐 들려줄게. 옛날 영국의 한 마을에서는 근처 호수에 사는 용에게 날마다 두 마리의 양을 바쳤단다. 그러던 어느 날 전염병이 돌아 마을의 모든 양이 죽게 되어 제물을 바칠 수 없게 되자, 용이 나타나 마을 사람들의 아이들을 잡아갔대. 아이들마저 다 잡아먹은 용은 어른들을 공격하기 시작했지. 참다못한 사람들은 왕궁으로 쳐들어가 왕의 외동딸을 납치한 뒤, 용이 사는 호수 앞에 공주를 묶어 버린 거야. 그런데 왕실 기사단 소속의 기사 조지가 우연히 이 장면을 목격하고, 사투 끝에 용을 무찌른 뒤 공주를 구한다는 이야기야. 가끔 조각에서는 성 조지가 용을 발아래 두고 창으로 내리누르는 모습으로 표현되기도 하는데, 이는 악의 세력을 응징하는 대천사 가브리엘(신약성서에서 마리아에게 나타나 예수의 탄생을 예언하는 천사)의 모습과도 닮아 있단다.

봄이야! 우리가 사는 이 세상에는 참 많은 이야기가 있단다. 각기 다른 사람들이 다양한 모습으로 살아가는 세상이니까 물론 그렇겠지. 모든 이야기들이 오늘 본 그림처럼 행복한 결말은 아니지만, 그래도 엄마는 믿고 있어. 착하게, 그리고 주어진 삶을 감사하는 마음으로 열심히 살다 보면 꼭 좋은 결실을 맺게 될 거라고 말이야. 우리 봄이도 살면서 겪게 되는 힘든 과정들 때문에 너무 지치지 않기를, 좋은 날을 기대하면서 다시 용기를 낼 줄 아는 멋진 사람이 되기를 바란단다.

***

지금 우리 아기는 피하지방이 늘어서 피부색이 붉어지고
예뻐집니다. 피부의 털도 거의 사라지고, 머리카락도 제법 많이
늘어나 있습니다. 엄마는 속이 울렁거리고 소화가 안 돼 식사를
제때 하기가 힘들어집니다. 생선이나 야채, 해조류 등의 부드러운
음식을 여러 번 나눠 드세요.

34주_카유보트 〈눈 덮인 지붕들〉

눈을
닮은
사람

봄이야, 보이니? 올해 들어 내린 첫 번째 눈이야. 아직 겨울이라고 느낄 만큼 춥지도 않은데 벌써 눈이 오네. 마치 하늘에서 탐스러운 하얀 꽃이 내려오듯 커다란 눈송이가 펑펑 쏟아져서 더 기분이 좋구나! 덕분에 세상은 금방 하얗게 변해 버렸네. 이렇게 눈으로 뒤덮여 아름다운 풍경을 보니, 그림 두 점이 떠오른단다.

하나는 16세기 벨기에 화가 피터르 브뤼헐의 〈새덫〉이란 그림이야. 조금은 고전적인 풍경인데, 눈 내린 마을 풍경 속에서 스케이트를 타는 사람들의 모습이 정겹지. 하지만 놀랍게도, 풍자적인 내용을 담은 주제의 핵심이 화면 오른편에 작게 묘사된 '새덫'에 숨어 있단다.

당시 문학에서 새덫은 어리석고 부주의한 영혼에 대한 악의 미끼로 표현되었지. 그래서 평화로운 풍경 속에서도 저 멀리 구원에 이르기 위해서는 유혹과 위험을 피해가야 함을 역설하고 있는 거란다. 상징으로 가득한 16세기 플랑드르 회화는 정말 대단하지? 농민 화가로도 불리는 브뤼헐은 이처럼 평범한 농민들의 일상적인 삶을 사실적으로 묘사하면서, 동시에 날카로운 비판 정신으로 사회상을 풍자한 것으로도 유명하단다.

또 다른 그림은 귀스타브 카유보트의 〈눈 덮인 지붕들〉이야. 음, 지금 창밖으로 보이는 풍경은 카유보트의 그림에 더 가까운 것 같네. 19세기의 그림이니까 근대화된 도시의 모습이 지금과 더 비슷하기도 하고, 전체적인 색조도 훨씬 현실적이라서 그런 모양이야. 카유보트는 앞에서 본 〈파리의 거리, 비 오는 날〉처럼, 재정비된 도시 파리의 곧게 뻗은 길과 회색빛 건물들로 이뤄진 풍경을 여러 점 그렸지. 어떤 날은 빛을 받아 반짝이는 거리나 야외 활동 모습을 그리기도 하고, 어떤 날은 빗속 풍경을 그리기도 하고 말이야. 그러면서도 실내 풍경 속에 인물들이 자리한 고전적인 그림들도 그렸단다.

우리에게 아주 유명한 작가는 아니지만, 사실 카유보트는 근대 생활상을 잘 포착한 드가만큼이나 중요한 작가인 것 같아. 같은 시대에 살았던 소설가 에밀 졸라도 그를 가장 중요한 인상주의 화가 중 하나

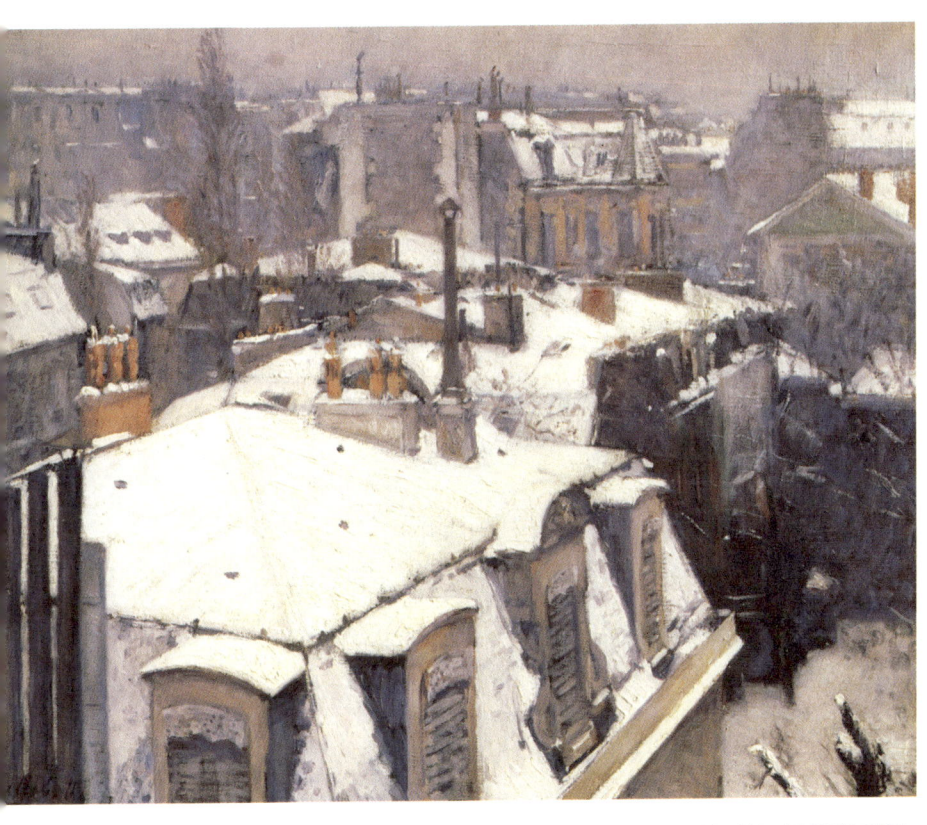

〈눈 덮인 지붕들〉, 캔버스에 유화, 64×82cm, 1878년, 프랑스 파리 오르세 미술관

라고 인정했거든. "카유보트는 실물 사이즈의 근대적인 주제에 대해 그리기를 두려워하지 않았다."라고 평하면서 말이야.

그런데 사람 하나 없어 쓸쓸해 보이는 이 겨울 풍경을 잘 보렴. 그저 앙상한 나무와 지붕들에 하얀 눈이 내렸을 뿐인데, 위에서 내려다본 풍경이 무척 고요하고 평화롭게 느껴지지 않니? 이상하지? 회색과 보라색이 주조를 이룬 풍경인데도 칙칙하고 어둡다기보다는 밝고 쾌활한, 왠지 들뜨는 것 같은 설렘을 느끼게 하니까 말이야. 엄마 생각엔 아름답게 변신한 근대 도시 파리에 대한 작가의 애정이 듬뿍 담겨 있어서 그런 것 아닐까 싶어. 전체적으로 지붕 위에 쌓인 새하얀 눈과 멀리 어슴푸레하게 잠겨 있는 풍경의 회색, 여기에 보랏빛이 뒤섞여서 생동감 넘치는 느낌을 주잖니. 서서히 활기찬 아침이 밝아오는 듯한 상쾌함이 고스란히 전해지는 것 같아. 어때? 금방이라도 사람들이 하나 둘씩 코트와 털모자를 걸치고 나와 부지런히 어딘가를 향해 걸어갈 것만 같지 않니?

봄이는 1월 초에 태어날 예정이니까 겨울에 태어난 아이가 되겠구나. 나중에 크면 꼭 〈겨울 아이〉란 노래를 들려 줘야겠다. 세상을 하얗게 덮어 주는 눈처럼 우리 봄이도 맑고 밝고 환한 사람이 되면 얼마나 좋을까. 다른 사람의 필요를 느낄 줄 알고, 어려움을 보고 도울 줄 알며, 힘들어하는 일을 덮어 주고 감싸 안을 수 있는 사람이 되길 바란다. 이기적이지 않고 따뜻한 사람, 보는 사람들을 미소 짓게 하는, 첫 눈을 닮은 그런 사람.

***

지금 우리 아기는 머리를 아래로 향하며 분만할 때의 위치로
자리를 잡습니다. 감각기관이 발달해서 자극에 적극적으로
반응하며, 웃거나 찡그리는 표정을 짓기도 합니다.
엄마는 요통 완화를 위해 비타민 B를 챙겨 드세요.

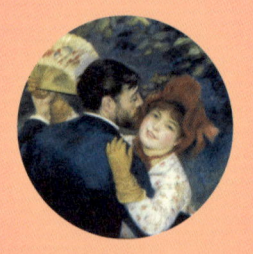

§

오귀스트 르누아르 Auguste Renoir 1841~1919

오귀스트 르누아르는 1841년 프랑스 리모주의 한 노동자 가정에서 태어났습니다. 그는 소년 시절 도자기 공장에서 일하며 재능을 인정받아 그림을 그려 넣는 일을 했어요. 1862년 비로소 파리에 가서 샤를 글레르 밑에서 그림 공부를 시작했습니다. 그곳에서 알프레드 시슬레, 프레데리크 바지유, 클로드 모네 등 주요 인상주의 화가들을 만나게 되었지요. 1874년에는 첫 인상주의 전시회에 여섯 점의 작품을 선보였습니다. 그 뒤 알제리와 스페인, 이탈리아 등지를 여행하며 고전 화가들의 그림을 직접 눈으로 보고 배웠습니다. 초기에는 인상주의 운동을 이끄는 주요 화가였지만, 이후에는 숙련되고 형식적인 기술을 사용해 초상화와 인물들, 특히 여성을 그리면서 고전적인 회화를 선보였습니다. 1890년 이후 다시 초기와 같은 윤곽선이 부드럽게 녹아드는 붓놀림을 보이며, 실내 장면들과 기념비처럼 거대한 누드 여인들에 집중했답니다.

35주_르누아르 〈시골의 무도회〉

우리

만났던

날은……

아가야, 좋은 아침! 임신 9개월로 들어서면 힘들다더니 정말 그런 것 같아. 한때는 매일같이 출근하다시피 하던 서점인데 뭐 하나 사들고 나오기가 이렇게 힘들다니. 탁한 공기도 공기지만, 몸무게가 많이 늘어난 탓에 몸이 둔해져서 걷는 모양새가 무척 우습구나. 언제 다시 저 날씬한 언니들처럼 청바지를 입어 보려나?

이제 네가 놀 때의 움직임도 제법 커져서, 불~쑥 하고 머리나 발을 내미는 것처럼 느껴질 때에는 정말 깜짝 놀란단다. 어찌나 활발하게 움직이는지, 이렇게 하루 종일 잘 노는 걸 보면 제대로 시간 맞춰 나올 모양이지? 꼭 그래야 할 텐데……. 아빠도 가끔 엄마 배에 손을 얹고 커다랗게 변한 움직임에 놀라곤 해.

오늘은 아빠와 엄마가 사귄 지 8년이 되는 기념일이야. 8년 전 오늘, 좋아하긴 하지만 사귀는 게 좋을지 어떨지 망설이며 복잡한 마음이었지. 하지만 결국 엄마와 아빠는 사귀기 시작했고, 여러 번의 헤어질 위기를 넘기고 이렇게 결혼까지 했단다. 사람 인연은 정말 모를 일이지 뭐니.

지난 두 달 동안 생각지도 않게 입원도 하고 병원비 지출도 많았던 터라 오늘은 그냥 집에서 저녁을 먹기로 했어. 기념일을 맞이해 우리도 르누아르 그림의 남녀처럼 멋지게 차려입고 근사한 춤이라도 추면 좋을 텐데 생각하면 조금 아쉽긴 하지만, 그래도 함께 기념하는 데 의미가 있는 거니까.

봄이도 이 그림 〈시골의 무도회〉를 한번 보렴. 무척 흥겹고 기분 좋은 그림이지? 이렇게 유쾌하고 즐거운 화풍은 르누아르의 특징이란다. 19세기에 프랑스에서 시작된 인상주의 운동 하면 가장 먼저 떠오르는 화가가 모네와 르누아르일 정도로, 르누아르는 빛에 따라 미묘하게 달라지는 색채 표현에 뛰어났던 사람이야. 원래는 집안이 가난해서 도자기에 색칠하는 일을 했는데, 1862년 에콜 데 보자르에 입학하면서 본격적으로 그림을 배우기 시작했어.

하루는 그에게 그림을 가르쳤던 화가 글레르가 이렇게 말했다고 해.

"당신은 자신의 즐거움을 위해 그림을 그리는 것 같군요."

그랬더니 르누아르가 이렇게 대답했대.

"물론이지요. 만약 제가 즐겁지 않다면 그림을 그리지 않을 겁니다."

하하, 듣고 보니 정답이네. 자신에게 즐거움을 주고 좋아하는 일이니까 하는 건데 말이야. 르누아르가 원색을 이용해 빛이 반짝이는 것처럼 그림을 그렸던 건 어쩌면 도자기에 색칠을 하던 경력이 작용했는지도 모르겠어. 도자기 그림에서 중요한 요소 중 하나가 반짝반짝 윤이 나는 느낌과 예쁜 무늬일 테니까.

이제 그림을 다시 볼까? 오른쪽에 놓인 테이블을 보니 두 사람은 식사를 마친 뒤에 즐겁게 춤을 추고 있는 것 같아. 푸른빛과 초록빛이 환상적으로 어우러진 풍경이 참 상쾌하고 예쁘구나! 마치 두 사람의 들뜬 마음을 닮은 것처럼. 그 속에서 화면 밖을 내다보는 듯한 여인의 모습이 정말 행복하고 즐거워 보이지 않니? 분홍빛 작은 꽃무늬가 가득한 드레스를 입고 사뿐히 발을 움직이는 여인은 볼이 발그레하게 상기되어 있어서 더욱 사랑스러워 보여. 조심스레 여인을 잡고 서 있는 남자의 발걸음도 가벼워 보이네. 마치 금방이라도 박자를 맞추며 흥겹게 춤을 출 것만 같아. 대략적으로 묘사된 풍경과 달리 남자의 푸른 양복이며 사샤샥 소리가 날 것만 같은 여인네의 근사한 드레스 등 인물의 묘사가 제법 사실적인 느낌이라서 그런가 봐. 여기서는 빛이

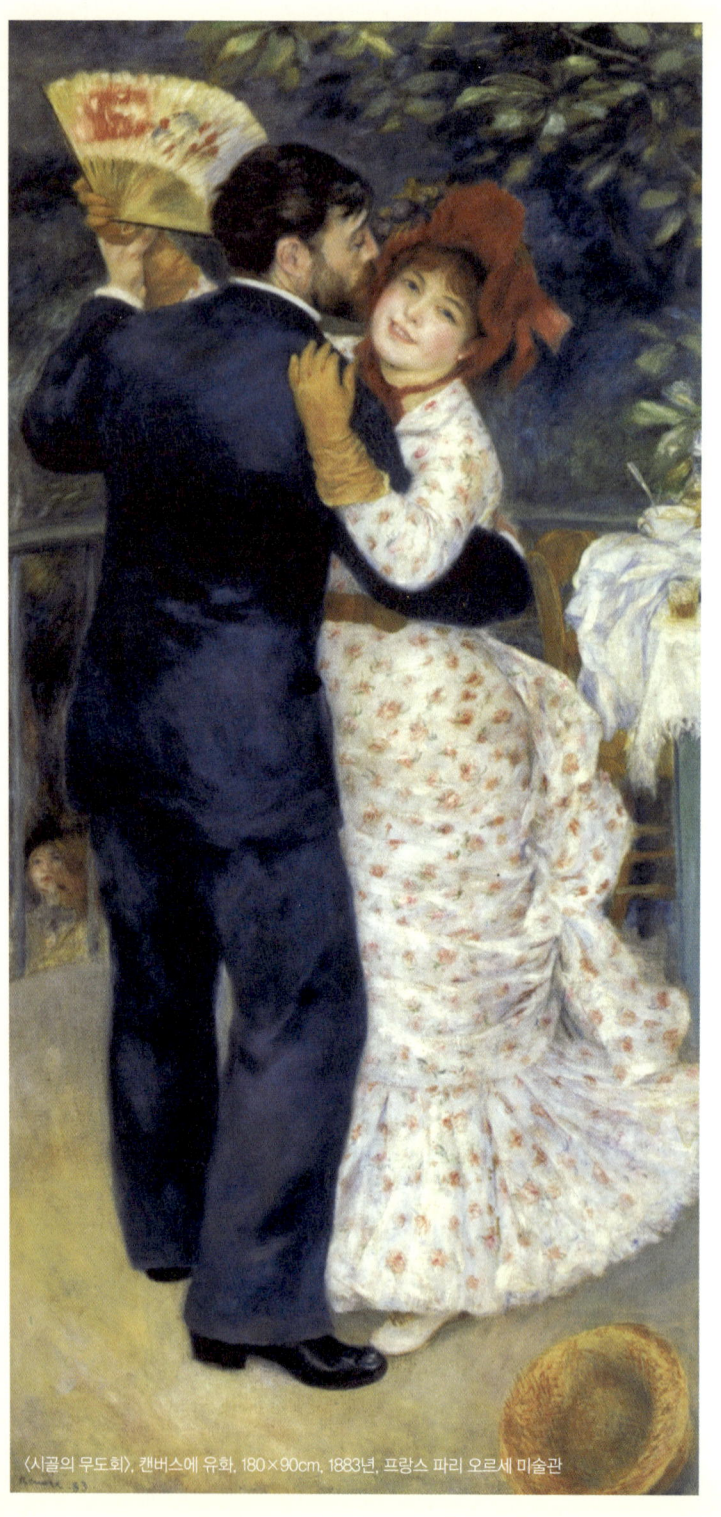

〈시골의 무도회〉, 캔버스에 유화, 180×90cm, 1883년, 프랑스 파리 오르세 미술관

반짝이는 인상주의적인 묘사보다는 르누아르 특유의 부드럽고 온화한 붓질이 주는 사실적인 느낌이 더 큰 것 같아. 몸이 둔해져서 힘이 많이 부치는 엄마도 기분만큼은 그림 속 여인처럼 즐거워지는구나. 그래서 아빠에게 전화를 걸어 얼른 집으로 오라고 했지. 오늘의 만찬은? 허브와 버섯을 잔뜩 넣은 크림 파스타, 그리고 불고기 엔칠라다와 샐러드.

저녁을 차려 놓고 거실 전체에 초를 켜기 시작했어. 키 작은 녀석, 키 큰 녀석, 날씬한 녀석까지. 엄마가 워낙 너무 밝은 것을 좋아하지 않아서 초를 자주 켜는 편이긴 하지만, 이렇게 한꺼번에 잔뜩 켜 본 건 처음이란다. 집에 도착한 아빠는 차마 양복을 벗지 못하겠다면서 그 상태로 앉아, 우리는 즐겁게 떠들며 저녁을 먹었지. 그러고 보면 참 감사한 것 같아. 우리의 작은 일상이, 작은 행복이. 아마 빛으로 반짝이는 르누아르의 그림 속 두 남녀 역시 이런 기분 아닐까?

봄이 네가 세상에 나온 뒤인 내년 이맘때에는 우리도 음악을 틀어 놓고 리듬에 몸을 맡겨 볼까? 춤과는 거리가 먼 엄마지만, 엄마 아빠의 기념일에 셋이 함께 오붓한 댄스 타임을 가져 보는 것도 좋을 것 같아. 어떠니?

봄이야! 이제 너를 볼 날이 한 달쯤 남았구나. 힘들 때에는 정말 시간이 가는 걸까 싶었는데, 벌써 9개월이 되었네. 아직도 여고생 같은 기분일 때가 많은데 내가 과연 좋은 엄마가 될 수 있을까? 그래도 엄마 아빠가 서로 아끼고 감사하며 살다 보면 봄이에게도 좋은 부모가 될 수 있겠지? 엄마 아빠의 기념일, 봄이도 축하해 주렴.

***

지금 우리 아기는 키는 45cm, 몸무게는 2.5kg 정도로 신생아와
비슷해져요. 대부분의 내장 기능이 완전해져서 세상에 나올
준비를 거의 마쳤습니다. 출산에 대한 불안이 생기는 시기이니만큼
엄마는 마음을 안정시킬 수 있는 운동이나 정신을 집중할 수 있는
십자수 같은 것을 하면 도움이 된답니다.

36주_르누아르〈선상 파티에서의 점심식사〉

그리운
일상

봄이야, 안녕! 그동안 몸조심하며 집에만 있다가 오늘은 오랜만에 나들이를 했단다. 엄마의 사촌언니와 막내외숙모, 사촌 올케언니까지, 아이들 키우랴 살림하랴 한 자리에 모이기 쉽지 않은 네 사람이 모여서 영화도 보고 작은 중식당에서 점심도 먹고 찻집에 가서 차도 마시면서 한참을 이야기했지. 오후 늦게까지 그렇게 나들이를 했더니 무척 피곤했는데 기분은 참 좋았어. 뭐랄까, 그리운 일상이랄까? 주말에 친구들과 만나서 맛있는 밥도 먹고 커피를 마시면서 고민도 털어놓고 수다도 떨고 하던 그런 평범한 일상이 너무나 그리웠던 모양이야.

대중에게 끊임없는 사랑을 받는 르누아르의 이 그림에서도 그런 평범하면서도 유쾌한 일상의 느낌이 전해지는 듯해. 사실 이 그림은 보트 파티의 점심식사 장면을 그린 것인데, 화가가 살았던 19세기 말 프랑스 파리의 모습을 생생히 반영하고 있단다. 빛과 그림자의 표현에 주된 관심이 있었던 다른 인상주의자들처럼 르누아르 역시 빛과 그 움직임을 표현하는 데 능숙했지. 야외에서 꾸준히 작품 활동을 하면서 그림자의 빛깔이 갈색이나 검은색이 아니라 주변의 색채를 반영한 빛깔이란 걸 발견한 것도 모네와 르누아르였단다. 당시에는 그림자는 무조건 검은색일 거라고 생각하고는 의심조차 안 했었거든. 정말 대단한 발견이지?

르누아르는 빛의 움직임에 따라 사물의 색깔이 조금씩 다르게 보이는 것을 포착해서 그 미묘한 색감을 표현해냈어. 또 움직임에 따라 흐릿하게 혹은 선명하게 보이는 사람들의 모습을 때로는 거칠고 때로는 부드럽게 표현했지. 그래서 많은 이들이 르누아르의 그림을 사랑스럽다고 느끼는 것 같아. 포근하고 따스한 느낌을 주는 색채 덕분이기도 하겠지만.

오늘의 그림을 한번 볼까? 근사하게 차려입은, 혹은 편안한 차림의 젊은 남녀들이 모여서 함께 식사를 하며 이야기를 나누고 있네. 아마 누군가는 연모하는 사람을 몰래 훔쳐보거나 은밀한 시선을 주고받기도 하지 않았을까? 그림 속 인물들은 화가 주변의 실제 인물들인데,

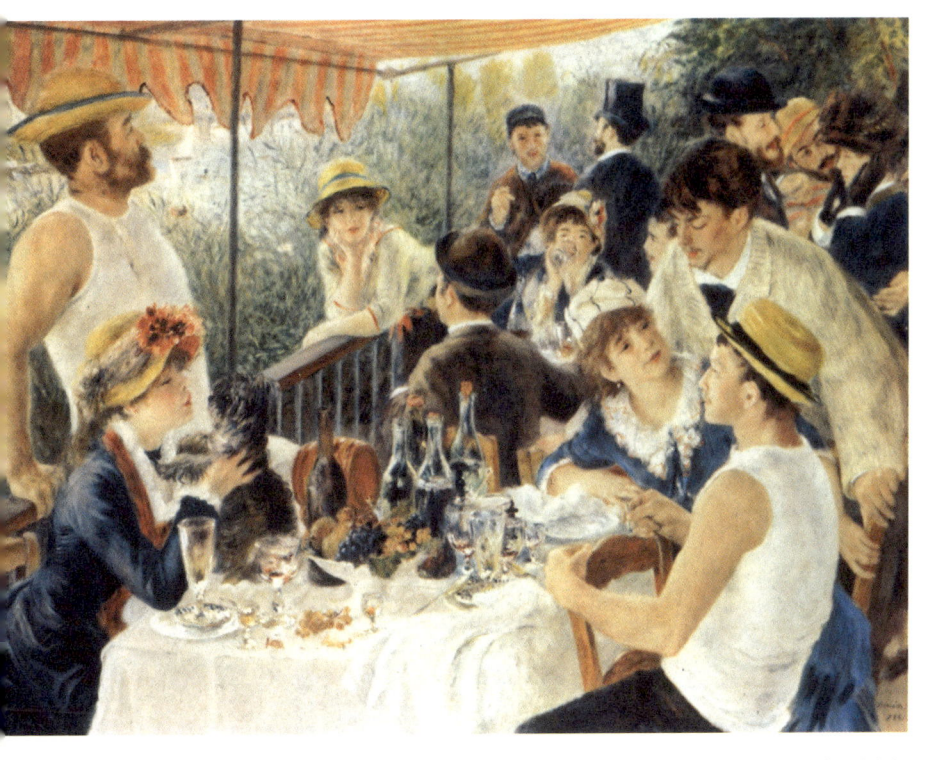

〈선상 파티에서의 점심식사〉, 캔버스에 유화, 128×173cm, 1881년, 미국 워싱턴 필립스 컬렉션

그림 오른쪽 전경에 모자를 쓰고 앉아 있는 사람은 동시대 화가이자 컬렉터였던 카유보트이고, 카유보트를 바라보고 있는 우아한 여인은 드가의 그림에 등장하기도 했던 여배우 엘렌 앙드레라고 해. 또 화면 왼쪽 전경에 꽃 모자를 쓰고 강아지와 놀고 있는 아가씨는 나중에 르누아르의 아내가 된 알린이고, 옆 난간에 기대 선 남자는 르누아르와 친분이 있던 식당 주인의 아들이야. 그리고 화면 약간 뒤편의 중심에서 뭔가를 마시고 있는 저 아가씨를 보렴. 그녀는 르누아르의 모델이란다. 엄마가 재미있게 봤던 영화 〈아멜리에〉에서 엉뚱하고 귀여운 주인공이 '저 그림 속 아가씨가 어떤 표정이었을까?' 생각하는 장면이 나오는데, 오늘의 엄마의 마음을 비춰서 생각해 보면 그녀는 분명 미소를 띠고 있는 걸 거야.

이 그림은 사실 당시의 새로운 근대 생활상에 기존의 야외 풍경화를 더한 작품이야. 그래서 르누아르는 인물들이 담소를 나누며 식사를 하는 일상적인 장면을 다루면서도 대기와 빛의 조화를 충분히 실험할 수 있었지. 센 강변의 테라스에 앉아서 푸른 나무들의 싱그러움을 배경으로 시원스레 옷을 입은 그림 속 인물들이 음식을 먹으며 이야기를 나누는 모습, 보기만 해도 시끌벅적하고 유쾌한 분위기가 전해지는 것 같아. 붉은 줄무늬 차양과 여기 저기 노란 모자가 화면에 생동감을 불어넣어 주고. 그래서 르누아르의 친구였던 리비에르

(Rivière)는 이 무렵의 르누아르에 대해서 "르누아르는 본질적으로 기법을 바꿨다. 그의 색채는 더 풍부해지고 인물들을 구성하는 기술은 더 뛰어나다."고 평했다고 해. 아마도 우리가 르누아르 하면 떠오르는 이미지들이 다 이 무렵 만들어진 게 아닌가 싶어.

봄이야! 오랜만에 엄마는 활기찬 거리를 거닐고 밀린 수다도 떨고 하면서 즐거운 시간을 보냈는데 혹시 넌 힘들지 않았니? 그러고 보면 삶이란 쉽지 않은 것 같으면서도 의외로 별 게 아닌 것 같기도 해. 짧은 순간 지옥과 천국을 오가는 걸 보면 모든 게 사람의 마음에 달려 있다는 생각이 든다. 늘 평정심을 유지하는 게 쉽지 않다는 게 문제긴 하지만. 우리가 매일같이 보내는 일상, 이를테면 가족과 함께 하는 저녁 식사, 친구와 함께 마시는 차 한 잔, 그런 것들이 오늘 엄마한테는 그림 속의 신나고 즐거운 파티처럼 느껴진단다. 예전엔 아무렇지도 않게 누렸던 것들인데, 몸이 무거워지고 움직이기가 쉽지 않게 되니까 이런 것들이 다 너무 멋지고 감사할 거리로 보이네. 우리 봄이도 매일매일이 그렇게 신나고 즐거운 일들로 가득 넘쳐났으면 좋겠다는 생각을 해본다.

우리, 이제 정말 한 달 남았네. 우리 만날 때까지 최대한 즐겁고 유쾌하게 매일을 즐기도록 해 보자. 봄이 파이팅, 엄마도 파이팅!

✻✻✻

지금 우리 아기는 점차 머리를 엄마의 골반 안으로 집어넣어 태어날 준비를 하게 됩니다. 이렇게 몸이 고정된 아기는 움직임이 점점 둔해지지만, 엄마는 위가 한결 편해져서 숨도 덜 차고 식욕도 좋아집니다. 그래도 과식은 주의하고 출산 전 징후들을 잘 인지하고 있어야 합니다.

행복한 태교 이야기 ⑩

신세대 엄마의 명품 태교(2)
-천재로 키우는 스세딕 태교법-

미국의 평범한 스세딕 부부가 네 딸 모두 IQ 160 이상의 천재로 키워서 화제가 된 태교법입니다. 스세딕 태교법의 중심이 되는 내용은 뱃속의 아기에게 끊임없이 얘기를 들려주는 자궁 대화법과 카드로 낱말이나 숫자를 인지시키는 카드 학습법입니다.

자궁 대화법은 태담과 비슷한데 여느 태담과 다른 점은, 엄마가 아침에 일어나서 잠을 잘 때까지 일상에서 보고 듣고 느끼는 모든 것들에 대해 아기에게 끊임없이 얘기를 들려준다는 점입니다. 마치 아기와 함께 생각하고 함께 행동하는 듯한 느낌을 아기에게 전달하는 거죠. 이때 아빠도 함께 참여해서 자주 대화를 나누는 것이 좋습니다.

그리고 카드 학습법은 숫자 카드로 덧셈, 뺄셈 등의 연산 놀이를 하거나 숫자에서 연상되는 사물을 이야기해 보는 방법입니다. 또 자음과 모음을 적은 카드로 낱말 만들기 놀이를 하고, 글자나 낱말이 가리키는 사물을 떠올리는 이미지 연상 놀이를 합니다. 이 카드는 엄마가 임신을 계획하면서 미리 손수 만들어 두면 좋습니다. 알록달록 예쁘고 아기자기한 자기만의 카드를 만들어 보세요.

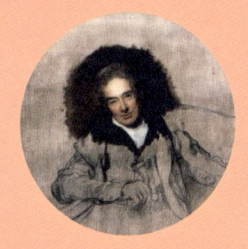

§

토마스 로렌스 Sir Thomas Lawrence 1769~1830

토마스 로렌스 경은 1769년 4월 영국 브리스틀에서 태어났습니다. 여관 주인의 아들로 태어난 그는 집안이 어려움에 처하자 크레용 초상화가로 생계를 꾸려가게 됩니다. 옥스퍼드로 옮겨 후원을 받으며 그림을 그리던 그는 1782년 배스에 정착했습니다. 이로부터 2년 후 크레용 드로잉 미술연합에서 수상하며 은을 입힌 팔레트를 받아 유화물감을 사용하기 시작합니다. 1787년 런던으로 간 그는 조슈아 레이놀즈 경의 도움을 받아 로열아카데미의 학생이 됩니다. 오래지 않아 유명해진 그는 1791년 아카데미의 정식 회원이 되어 영국뿐 아니라 유럽 내 왕가의 초상화를 도맡아 그릴 정도로 초상화가로 이름을 날렸습니다. 나중에는 로열아카데미의 교장을 맡기도 했습니다.

37주_토마스 로렌스 〈윌리엄 윌버포스〉

아름다운
사람

봄이, 안녕! 오늘은 윌리엄 윌버포스라는 사람에 대해 이야기해 보려고 해. 아주 멋진 인생을 살았던 사람이지. 얼마 전에 그의 일생을 다룬 〈어메이징 그레이스(Amazing Grace)〉라는 영화를 관람했는데, 오래간만에 보는 사뭇 진지하고 감동적인 영화였단다. 실화를 바탕으로 했기 때문에 더 진한 감동을 준 것 같아.

1787년 10월 28일, 스물일곱 살의 젊은 영국 국회의원 윌리엄 윌버포스는 일기에 이렇게 썼단다.

"전능하신 하느님께서는 내 앞에 두 가지 큰 목표를 두셨다. 하나는 노예무역을 금지하는 것이고, 다른 하나는 관습을 개혁하는 것이다."

유복한 집안에서 태어나 좋은 교육을 받고 20대 초반에 국회의원이 된 그는 그야말로 남부러울 게 없는 사람이었지. 그런 그가 정의로운 길을 선택함으로써 외롭고 힘든 싸움을 하게 된 거야. 당시 영국은 노예무역을 통해 국가 수입의 3분의 1을 벌어들였고, 이를 위해 세계 최고의 해군력을 바탕으로 아프리카 대륙의 흑인들을 마구 잡아들여 비인간적인 처사를 일삼았지. 영화를 보면 아프리카에서 흑인들을 태워온 배 안이 얼마나 처참했는지가 잘 나타나 있어. 지금의 우리로선 정말 상상할 수도 없는 일인데, 인간의 역사 중에는 간혹 그런 가슴 아픈 역사도 있단다.

당시에는 국회의원들 대부분도 이런 흑인들을 사들여 일을 시키고 있었을 정도로 노예무역이 대세여서 마치 그게 시대의 흐름과 같았는데, 바로 그때 윌리엄 윌버포스는 큰 용기를 낸 거야. 그는 암살 위협과 중상모략, 비방에도 굴하지 않고 의회에서 50여 년간 투쟁하여 마침내 노예무역 폐지에 성공했단다. 자신이 옳다고 여기는 일, 정의를 위해 이렇게 싸울 수 있다는 게 정말 존경스러워.

마지막으로 그는 "나로 하여금 영국 노예 제도를 통해 얻는 2천만 파운드의 돈을 포기하는 날을 목도하고 죽게 하시니 하느님께 감사할 뿐이다."란 고백을 남기고 숨을 거두었다고 해. 연약한 우리 인간에게서 위대함과 숭고함을 발견할 수 있다고 한다면, 바로 윌버포스의 경

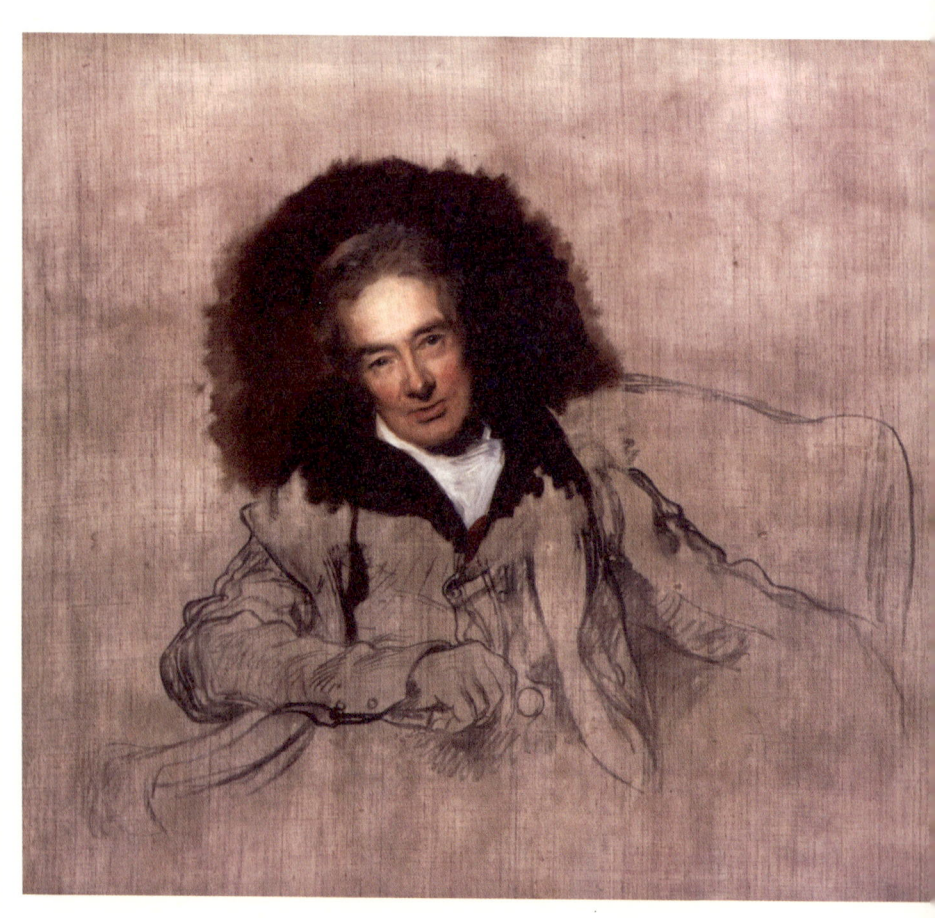

〈윌리엄 윌버포스〉, 캔버스에 유화, 96.5×109.2cm, 1828년, 영국 런던 내셔널 초상화 갤러리

우를 두고 하는 말이 아닐까?

오늘은 토마스 로렌스라는 화가가 그린 윌리엄 윌버포스의 초상화를 보려고 해. 어려서부터 소묘에 뛰어났던 토마스 로렌스는 23세에 궁정화가가 되어 당시 유럽의 여러 군주들과 외교관 등 주요 인사들의 초상화를 그린 것으로 유명하단다. 주로 귀족들을 많이 그렸던 탓인지 그의 그림은 귀족 취미가 드러나는, 그야말로 우아한 아름다움이 눈에 띄지. 특히 부드럽고 매끈하고 맑은 피부 표현이 정말 뛰어났어. 어린아이들을 그린 그림에서 그런 특징이 더 잘 나타나는데, 〈칼메이디 가의 아이들〉 같은 작품에서 이런 맑고 투명한 피부며 섬세한 머리칼 등의 묘사가 정말 뛰어나단다. 사실 그의 그림에서 나타나는 인물의 다양한 포즈며 인물의 성격까지 짐작케 하는 세밀한 묘사는 조슈아 레이놀즈의 영향을 그대로 보여 준단다.

자, 이제 오늘의 주인공을 그린 초상화를 한번 보렴. 그림 속의 윌버포스는 무척 진실해 보이지 않니? 맑은 눈망울은 한없이 선해 보이고, 붉게 물든 뺨은 거짓을 모르는 성품을 반영하는 것처럼 보이네. 또 굳게 다문 입술은 말없이 자신의 길을 가는 끈기를 보여 주는 것 같아. 빠르게 스케치를 하다 만 것처럼 보이는 그의 손은 뜻을 함께하는 선한 사람들을 모으는 '행동하는 손'이었겠지? 예전에 영국 런던의 내셔널 초상화 갤러리에서 이 그림을 보고 한참을 서 있었던 생각이 난다.

모르고 봤으면 그냥 지나쳤을지도 모르지만 그에 대한 이야기를 알고 있던 터라서, 요란하거나 화려하지 않지만 윌리엄 윌버포스의 눈매와 표정에서 정직함과 순수함 같은 게 느껴져 무척 인상 깊었거든.

대상의 성격까지 드러나도록 그림을 그렸던 초상화의 대가 토마스 로렌스는 영국의 위대한 인물 윌리엄 윌버포스를 어떻게 그려야 할지 무척이나 고심했을 거야. 그래서 그의 행동하는 손을 그린 뒤에 그 위로 온화하고 부드러운 그의 얼굴을, 마치 피어나는 시대정신처럼 색채를 입혀 표현해 냈어. 얼굴 주위로 두른 진한 갈색 바탕은 마치 고전 회화의 후광처럼 그를 든든하게 지지해 주는 것 같지? 동시에 해가 갈수록 머리가 조금씩 한쪽으로 기울어서 금속 지지물이 필요했던 윌버포스의 모습을 최대한 자연스럽게 표현해 주는 역할도 하고, 여러 모로 작가의 배려가 느껴지는 것 같아.

봄이야! 우리 아가는 아직 세상에 태어나지 않았지만, 우리가 살아가는 인생은 어찌 보면 참 길고 어찌 보면 또 무척이나 짧단다. 한번 우리에게 주어진 인생을 의미 있고 소중한 일에 쓸 수 있다면 그 사람은 참 행복할 거야. 자신이 가진 원칙을 끝까지 고수한 사람, 진리라고 믿는 것을 위해 외롭고 힘겨운 길을 용기 있게 선택하고 묵묵히 그 길을 걸어간 사람. 오늘 엄마가 이야기해 준 윌버포스 아저씨처럼 봄이도 참 아름답고 선한 영향력이 있는 삶을 살게 되면 좋겠다. 그러기 위해선 엄마 아빠도 부지런히, 정직하게 잘 살아야 할 텐데. 갑자기 어깨가 무척 무거워지는 것 같네. 우리 모두 의미 있는 아름다운 삶을 살도록 함께 파이팅해 볼까?

***

지금 우리 아기는 자궁을 꽉 채울 만큼 몸이 커져서 등을 구부리고 팔다리를 앞으로 모은 자세를 하고 있습니다. 모든 장기가 완성되고 피부의 잔주름이 사라져서 언제든지 세상으로 나올 채비를 마친 상태입니다. 엄마는 순산을 위해 적당한 정도의 체조를 합니다.

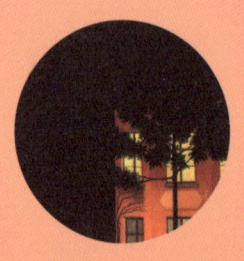

윌리엄 드구브 드 넝크
William Degouve de Nuncques 1867~1935

윌리암 드그브 드 넝크는 1867년 2월 프랑스 아르덴 지방의 귀족 가문에서 태어났습니다. 그의 부모는 프랑스-프러시아 전쟁 이후 벨기에에 정착했습니다. 독학으로 그림을 그리던 그는 1894년 동료 화가였던 쥘리에트 마생과 결혼한 후 그녀의 소개로 상징주의 시인들과 만나게 되었습니다. 이후 이들의 영향을 깊이 받게 되고, 벨기에 브뤼셀에서 결성된 아방가르드 그룹 레 뱅(Les XX, 20인회)에 속하여 전시를 열기도 했습니다. 그는 이탈리아, 오스트리아, 프랑스 등지로 여행을 하며 밤의 공원 풍경을 많이 그렸는데, 캔버스 위에 마법을 부린 듯 환상적인 느낌을 주는 것이 그의 특징입니다. 네덜란드에 있는 크륄러-뮐러 미술관에 그의 주요 작품들이 전시되어 있습니다.

38주차_드 넝크 〈핑크 하우스〉

기다림

봄이야, 안녕! 지난주에 양수가 부족하다고 해서 이번주에 입원하는 게 아닐까 했는데 다행히 아직 그대로란다. 당장이라도 출산해야 할 것처럼 이야기한 지가 벌써 한 달 반이 넘은 것 같네. 다행이다 싶으면서도 기다림이 연장되는 건 조금 지루하기도 하고 만감이 교차하네.

〈닫힌 집〉 혹은 〈핑크 하우스〉라 불리는 이 그림이 지금의 엄마 마음과 꼭 닮은 것 같아. 뭔가 불안하기도 하고 두렵기도 한, 그래서 밖을 향해 꼭꼭 닫힌 문이며 어둠 속에 깊이 잠긴 모습이 말이야. 그리고 언제가 될지 몰라 기다림에 지친 듯도 하고, 지루해서 답답하기도 한 그런 마음 말이야.

신비롭고 몽환적인 분위기가 깊은 인상을 주는 이 그림은 벨기에의 상징주의 화가인 윌리엄 드구브 드 넝크의 그림이야. 대표작으로는 〈밤의 천사들〉, 〈브뤼셀 로열 공원의 밤〉 등이 있는데, 그의 대다수의 작품은 네덜란드 오테를로에 있는 크뢸러-뮐러 미술관에 가면 볼 수 있어.

이 화가가 그린 그림들은 하나같이 독특하고 묘한 분위기를 풍긴단다. 그래서 많은 화가들에게 영향을 끼쳤는데 그중 르네 마그리트가 아주 유명해. 1910년대에 그림 공부를 시작한 마그리트는 조르조 데 키리코의 영향을 받아서 초현실주의적인 그림을 그리게 되고, 이후 자신만의 개성 있는 작품들을 그리게 되었어. 초현실주의란 1924년 '초현실주의 선언'을 기점으로 시작된, 자유로운 상상력으로 잠재의식의 세계를 이끌어내서 현실을 초월하는 새로운 미를 창조하려고 했던 예술적인 움직임이야. 꿈이나 무의식 세계의 중요성을 강조했던 철학자 프로이트의 영향을 아주 강하게 받았다고 할 수 있지.

마그리트가 그중 널리 알려진 이유는 우리가 흔히 주변에서 볼 수 있는 사물들을 아주 사실적으로 묘사하면서도 동시에 그것과는 어울리지 않는 초현실적인 것들을 함께 배치했기 때문이야. 이를테면 우리가 흔히 보는 물고기나 새를 아주 거대한 크기로 그려 넣어서 왠지 모르게 낯선 느낌을 준다든가 하는 식으로 말이야. 익숙한 것들을 다르게 표현하는 이런 방식은 뭔가 독특하고 낯설고 신비로운 느낌을 주거든. 이런 마그리트에게 지대한 영향을 미친 사람 중 하나가 바로 오늘의 그림을 그린 드 넝크였어. 마그리트의 그림 중 〈빛의 제국〉이라는 그림을 보면 오늘의 그림과 아주 비슷하거든.

드 넝크는 독학으로 그림을 배우다가 19세기 후반 상징주의 시인들과 친분을 쌓으면서 그 영향을 많이 받았다고 해. 특히 파리에서는 로댕과 피에르 퓌비 드 샤반, 모리스 드니가 지원 사격을 아끼지 않았던 모양이야. 상징주의자들과의 교류, 그리고 그만의 상상력의 결과로 그의 그림은 뭔가 베일에 싸인 듯한 신비로운 느낌을 주지. 그러면서도 감정적으로 무척이나 풍부한 느낌도 주고. 실제로 작가는 이런 말을 남겼다고 해.

"그림을 그리기 위해서는 물감을 준비하고 몇 개의 선을 그려 넣은 뒤 나머지는 감정으로 채우기만 하면 됩니다."

아마도 그래서 그의 그림에서 정서적으로 충만한 인상을 받게 되나 봐. 그는 주로 유년 시절의 기억이나 몽상 속의 이미지들을 그림으로 그대로 옮기곤 했는데, 〈핑크 하우스〉 역시 마찬가지였어. 땅거미가 질 무렵이나 동이 트기 전, 달이 뜬 밤을 배경으로 어두운 푸른빛으로 가라앉아 있는 대기와 하늘, 그 가운데 엷게 드러나는 빛을 묘사한 그의 그림들은 환상적이기도 하고 쓸쓸한 느낌을 주기도 하고, 더불어 왠지 모를 여유로움과 편안함, 쉼을 선사하는 것 같아. 우리가 어쩌다가 한밤중까지 깨어 있다가 차갑지만 신선한 공기를 들이마시게 되었을 때의 그 시원함, 아무도 없는 거리의 낯선 고요함과 비슷하다고 할까? 그래서 푸르스름한 그의 밤 풍경들을 보면 나도 모르게 크게 심호흡을 하며 대기의 냄새를 맡고 싶어진단다.

그런데 이상하게도 이 그림에서는 좀 다른 것 같아. 나무들 사이에 가려진 분홍빛 집, 그곳에 내려앉은 어두움을 보면 여유로움이나 시원함 같은 것은 잘 느껴지지 않아. 왠지 얼른 지나쳐 버리고 싶은 그런 기분마저 들어. 그림 왼편 커다란 나무 뒤로 보이는 집은 어둠 속에 잠겨 있는데, 우리 눈앞에 놓인 집은 깜깜한 밤 풍경과는 어울리지 않게 약간 신경질적인 뉘앙스를 풍기는 분홍빛으로 그려져 있는 걸 보면. 평범한 풍경조차도 낯설고 이질적으로 만들어 내는 게 바로 상징주의자들의 특징 아닐까? 그들은 자신만의 내밀한 감정과 상상력을 발휘해서 작품 속에 녹여 냈으니까 말이야.

초록빛 나무가 어둠 속에 잠겨 있는 부분은 마치 진눈깨비라도 내리는 듯 얇고 흐릿하게 흰색 붓질로 스쳐 지나간 자국이 선명해. 그래서 바람이 불고 있다는 느낌도 들고. 그래서 〈닫힌 집〉이란 다른 제목으로도 불리는 걸까? 두려움과 불안감, 기다림에 지루한 이 밤이 얼른 끝나기를 소망하는 엄마의 마음 때문인지 이 그림이 눈에 쏙 들어오

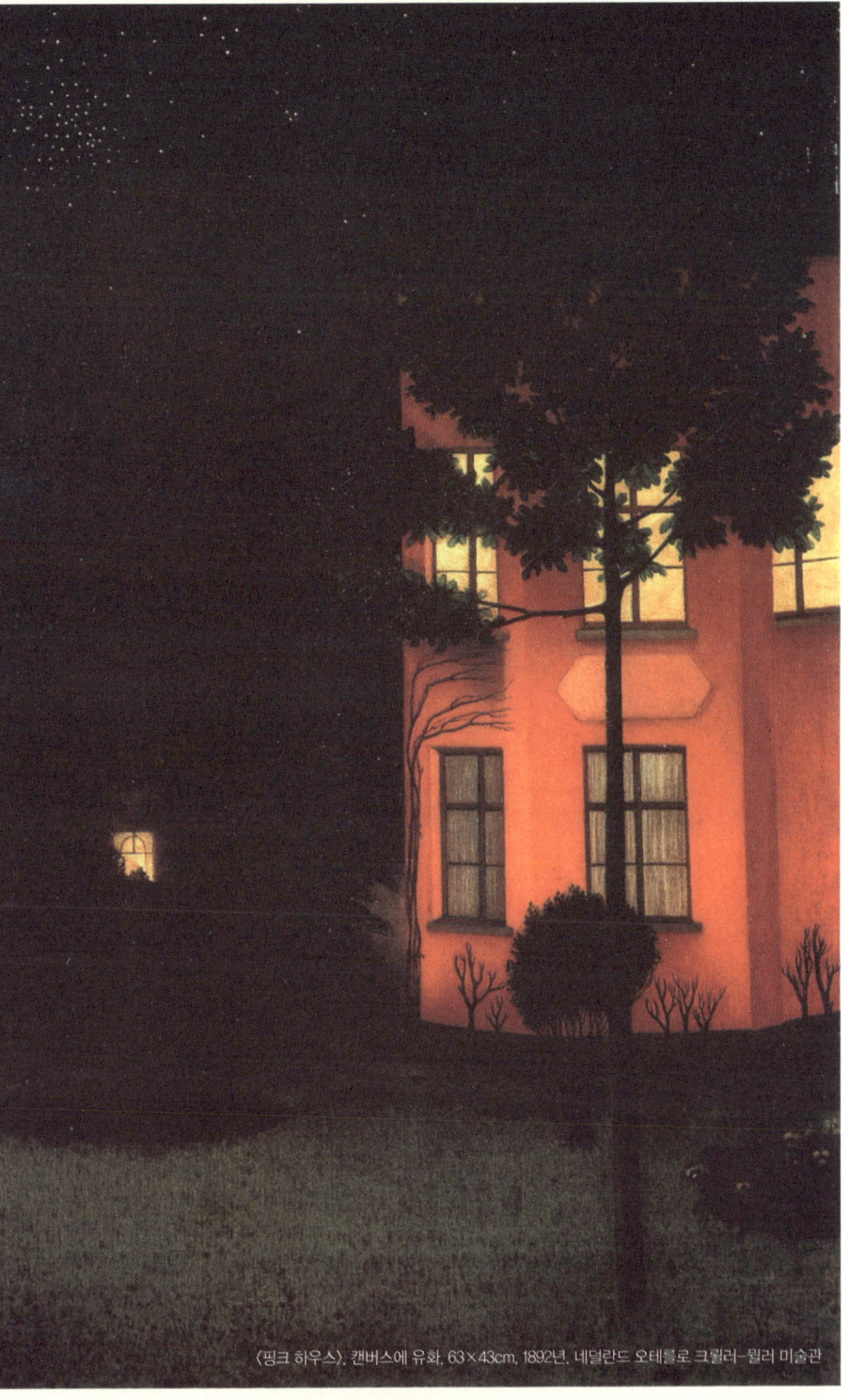

〈핑크 하우스〉, 캔버스에 유화, 63×43cm, 1892년, 네덜란드 오테를로 크뢸러-뮐러 미술관

는구나.

　봄이야! 얼른 이 밤이 지나가고 그림 속 창문에 길게 드리워진 커튼을 모두 걷어내어 밝은 햇살이 온 집 안에 비치도록 문을 활짝 열어 두고 싶단다. 생명의 신비로움과 경이로움에 감탄하며 감사하게 받아들이는 마음으로 우리 봄이를 맞이하고 싶다. 두려운 마음은 저편으로 던져 버리고 말이야. 봄이야! 커다란 움직임으로 볼록볼록 노니는 너를 느낄 수 있는데도 엄마는 얼른 너를 만났으면 좋겠다는 생각 한편으로 한 번도 가 보지 않은 길을 가는 것에 대한 두려운 마음이 마구 뒤섞이곤 해. 그래도 평안한 마음으로 너를 만날 날을 기다릴 수 있도록 기도하고 또 노력해 볼게. 그리고 정말 고마워.

* * *

지금 우리 아기는 신생아와 거의 차이가 없는 정도의 모습으로 밖에서의 생활에 대비해 호르몬과 영양소를 저장합니다. 잠자고 깨는 시간의 리듬도 생겨요. 엄마는 분만할 때의 힘을 길러 줄 수 있는 영양가 높은 식품을 먹어 두는 것이 좋아요.

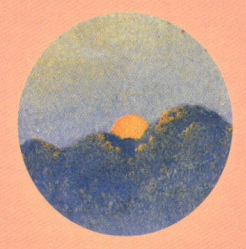

〜

알퐁스 오스베르 Alphonse Osbert 1857~1939

알퐁스 오스베르는 1857년 3월 프랑스에서 태어났습니다. 에콜 데 보자르에서 그림 공부를 한 그는 초기에 주세페 데 리베라와 같은 스페인 화가들에 심취했습니다. 1880년대 후반에는 아카데믹한 양식에서 벗어나 후기 인상주의와 상징주의의 영향을 받기도 했습니다. 오스베르는 쇠라나 시냑이 사용했던 점묘법을 선호하였으며, 또한 피에르 퓌비 드 샤반이나 상징주의자들에게서도 영감을 받아 현실 세계의 묘사 대신 그만의 독특하고 시적인 시각 언어를 창조해 냈습니다. 이 세상의 것이 아닌 듯 신비스러운 빛이 감도는 풍경 속의 뮤즈들이 그만의 특징입니다. 또한 푸른색을 애용했습니다. 프랑스 비시에 가면 오스베르의 후기작에 속하는 벽화들을 볼 수 있습니다.

39주_오스베르 〈해돋이를 바라보는 뮤즈〉

기억

할게

아가야, 안녕! 어느새 한 해를 마감하는 12월이야. 그것도 성탄절 이브. 오늘은 집에서 저녁을 먹고 봄이 아빠와 함께 오랜만에 사람들이 넘쳐나는 거리로 나가서 한참을 걸어다녔어. 그러다가 한 커피숍에 자리를 잡고 앉아 앞으로 우리에게 일어날 일들에 대해 한참을 이야기했지. 내년은 정말 색다른 한 해가 될 것 같아. 많은 일들이 일어날 것 같고. 우선 첫째는 네가 이 세상에 태어나는 것, 그리고 어쩌면 네 아빠가 유럽으로 파견 근무를 나가게 될지도 모른다는 것. 인생은 모험이라더니 그 말이 정말 실감이 나네.

우리 앞에 여러 가지 길이 펼쳐져 있다는 건 무척 막막하고 두려운 일이기도 하지만, 다른 한편으로는 무척 감사한 일이란다. 무언가 선택할 수 있는 여지가 많다는 것은 새로운 것을 경험할 기회가 많다는 뜻이니 말이야. 다만 갓 태어난 우리 봄이를 어떻게 돌봐야 할지, 너와 함께 과연 엄마가 뭘 할 수 있을지를 생각하면 앞이 좀 캄캄하긴 하지만, 그래도 우리가 선택한 길이니 감사함으로 한 걸음 한 걸음 나아가야겠지? 힘들지만 분명 의미 있는 시간일 거야.

프랑스의 상징주의 화가 알퐁스 오스베르의 그림은 해뜰 무렵, 나무에 기대 서 있는 뮤즈의 모습을 그린 거란다. 뮤즈는 그리스 신화에 나오는 자매 여신들(흔히 9명이라고 보는)을 지칭하는 말인데, 그림 속의 뮤즈는 악기를 들고 있는 것으로 보아 음악에 영감을 불어넣어 주는 뮤즈인 것 같아. 처음 이 그림을 봤을 때는 거대한 풍경 속에 작게 자리한 인물을 보고 독일 낭만주의 작가인 프리드리히의 그림인 줄 알았단다. 자연과 다른 요소들이 하나가 되는 낭만적인 화면을 구현한 프리드리히처럼, 이 그림에서도 공간과 빛이 녹아들어 자연의 통합을 재현하는 것처럼 보였거든.

오스베르는 에콜 데 보자르에서 그림을 공부하고 초기에는 스페인 화가 리베라의 영향을 강하게 받아서 어두운 색채와 밀도 있는 고전적인 그림을 그렸는데, 1880년대 후반에는 후기 인상주의와 상징주의의 영향을 받아 구도가 경쾌해지고 색채도 밝아졌다고 해. 이 그

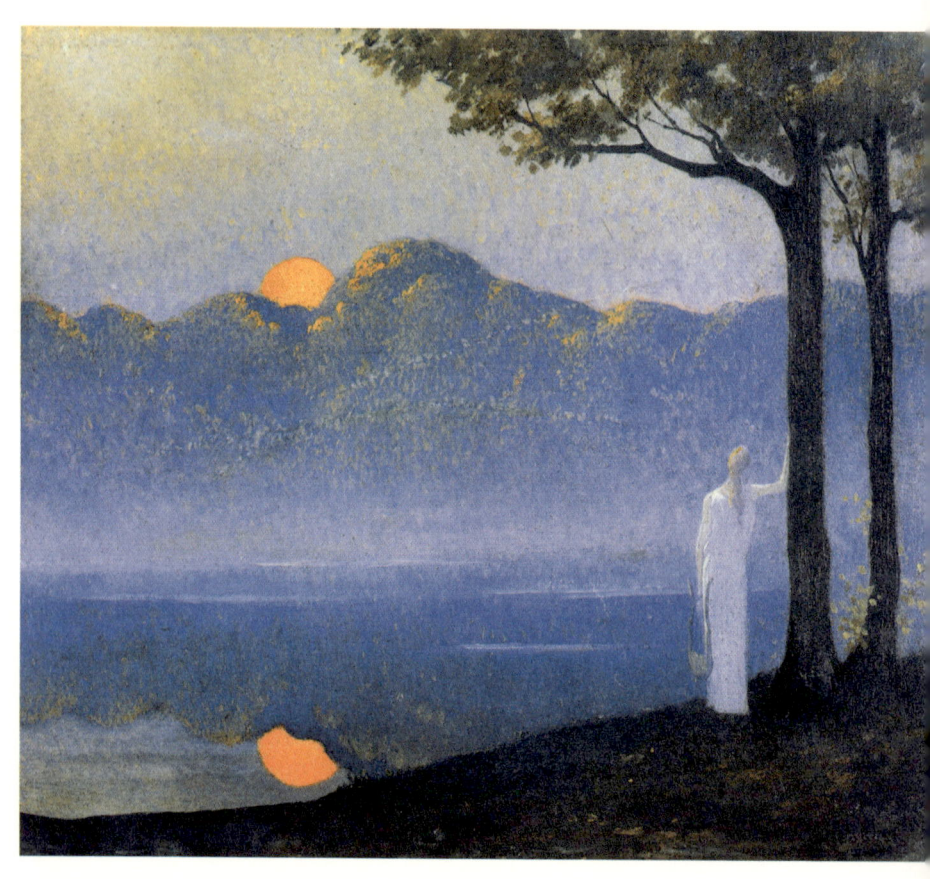

〈해돋이를 바라보는 뮤즈〉, 나무에 유화, 38×46cm, 1918년, 개인 소장

림을 보면 화가가 그동안 어떤 영향들을 받았는지 짐작할 수가 있단다. 해가 뜨면서 조금씩 노르스름하게 밝아오는 하늘, 그리고 태양의 붉은 기운이 넘실거리는 산자락이 작은 점들로 이루어진 것처럼 보이는 건 아마도 작은 색점들을 화면에 찍어서 그림을 그렸던 쇠라와 시냑의 점묘법 영향으로 보이고, 길쭉하고 몽환적인 여성 인물이며 신비로운 색채는 피에르 퓌비 드 샤반의 영향으로 보여.

그러면서도 뮤즈가 발을 딛고 있는 어둠 속에 잠긴 대지의 모습이나 그녀가 기댄 나무의 표현은, 차분하게 여러 뉘앙스의 색을 자연스레 섞여 들어가게 묘사한 색감이나 고전적인 묘사가 성실해서 초기의 성향을 짐작케 해 주는 것 같아. 화풍의 흐름을 잘 보여 주는 그림이라고나 할까? 이 그림은 특히 화면 가득 넘쳐나는 푸른빛이 우리가 사는 이 세계의 너머에 있는 또 다른 세상 같은 환상적인 분위기와 더불어 무척 시적인 느낌을 주는 것 같구나!

봄이야! 엄마 아빠는 지금 마치 해돋이를 바라보고 서 있는 저 뮤즈가 되어 있는 것 같아. 그동안의 불안한 시기를 넘기고 이제 정상적인 분만 시기에 들어섰는데, 넌 어찌나 하루 종일 꼼지락거리며 노는지 나올 생각이 없어 보인다. 한참동안 딸꾹질을 하기도 하고 말이야. 후훗.

엄마는 지금 어떤 기분인지 아니? 마지막으로 숨을 고르며 밝아오는 새 아침을 기다리는 것 같은 그런 기분. 악기를 들고 말없이 서 있는 그림 속 뮤즈는 아마도 황홀한 자연의 모습에서 예술적 영감을 받아 충만해져 있는 것인지도 모르지. 엄마 아빠는 우리를 새로운 이름으로 불러 주게 될 네가 어서 눈앞에 나타나기를 기다린단다.

아마도 너로 인해 우리는 깊어지고 넓어지고 하지 않을까? 우리의 연약함을 인정하고 매일매일 새로워지기를 바라며 조금씩 성숙해지지 않을까? 너를 만나고, 또다시 해가 뜨고 지고, 어두운 밤도 지나고 하겠지. 힘들고 지칠 때마다, 어찌할 바를 몰라 헤맬 때마다, 너를 간절히 바라고 기다렸던 그 시간들을, 그리고 지금을 꼭 기억할게. 만나는 그 날까지 봄이도 많이 먹고 운동도 열심히 하고 잘 자렴. 엄마랑 봄이가 마지막으로 온 힘을 다해 만날 날이 코앞으로 다가왔으니. 파이팅! 보고 싶다, 아가야.

***

지금 우리 아기는 언제라도 세상으로 나올 수 있는 상태입니다. 엄마는 아기가 쉽게 내려올 수 있도록 많이 걸으세요. 분만일이 다가올수록 엄마는 자주 배가 당기는 경험을 하게 되는데, 이런 가진통이 규칙적으로 진행되기 시작하면 병원을 찾아야 합니다.

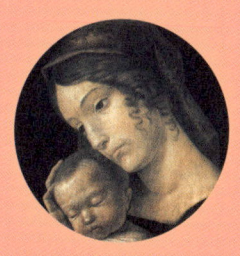

안드레아 만테냐 Andrea Mantegna 1431(?)~1506

안드레아 만테냐는 1431년경 베네치아 공화국에서 목수의 아들로 태어났습니다. 열한 살 때 파도바의 화가인 프란체스코 스쿠아치오네의 견습생이 되어 그에게 라틴어를 배우면서 로마 조각의 파편들을 공부하게 됩니다. 그리고 첫 작품으로 1448년 성 소피아 교회 제단화를 그렸습니다. 1460년 만테냐는 만토바의 루도비코 곤차가 2세의 궁정 화가가 됩니다. 거기에서 그는 곤차가 가족의 초상화를 넣은 프레스코화를 그리고, 1488년에는 이노센트 8세 교황의 부름을 받아 바티칸 벨베데레 예배당에 프레스코화를 그리게 됩니다. 1500년 무렵에는 공방에서 판화를 제작하여 전 유럽에 유명세를 떨치게 됩니다. 유명한 베네치아 르네상스 화가인 야코포 벨리니의 사위이기도 합니다.

40주_만테냐 〈성모자〉

하늘이
주신
선물

봄이야, 안녕! 엄마는 지금 병원이란다. 아침에 정기 검진을 받으러 병원을 찾았더니 양수 양이 확연히 줄어들어서 오늘 당장 입원하라고 하셨거든. 정말 너를 만날 날이 코앞으로 다가왔다는 건 알고 있었지만 막상 이렇게 입원해서 환자복을 입고 누워 있으니 기분이 참 묘하다. 정말 그 날이 온 거니?

이제 정말 엄마가 마지막을 위해 아껴 두었던 그림을 소개할 시간이 되었나 봐. 예로부터 오랜 세월 동안 수없이 그려진 그림의 주제 중 하나가 성모 마리아와 아기 예수를 그린 '성(聖)모자'란다. 고전 화가라면 누구나 한 점씩은 그렸을 정도로 인기 있는 주제였거든. 앞서 본 보티첼리의 화려한 성모자 그림도 있고, 르네상스 3대 화가인 라파엘로가 그린 여러 점의 사랑스러운 그림도 있지만, 그중 엄마가 가장 좋아하는 그림은 만테냐가 그린 이 그림이야.

만테냐는 15세기 이탈리아 북부 르네상스를 대표하는 화가 중 하나지. 그는 고대 로마 조각에 관심을 가지고 연구한 끝에 고대 세계에 대한 해박한 지식을 갖게 되었다고 해. 그래서 자신의 그림 속 풍경에 그런 연구 결과들을 사용했어. 또한 도나텔로 같은 조각가의 영향을 받아서 그림 속 인물들이 근육질이고 뼈가 단단한 느낌을 준단다.

원근법과 착시 효과에도 관심이 많았던 만테냐는 끊임없이 여러 가지 방법으로 실험을 했는데, 화면에 기념비적인 느낌을 부여하기 위해 수평선을 낮춰서 사용하기도 하고, 유명한 〈죽은 예수〉 같은 작품에서는 원근법을 과감하게 적용하고 해부학적으로 섬세하게 묘사하여 그림의 사실성을 높였지. 후기에는 놀랍게 사실적이고 부드러운 색조, 섬세한 입체감, 색채의 아름다운 조화를 이루며 그만의 독특한 분위기를 드러내기도 했고 말이야.

지금 우리가 보고 있는 〈성모자〉는 수수한 갈색 톤이 소박한 인상을 주는구나. 화려하게 꾸미지 않은 성모는 마치 우리의 엄마들처럼 자애롭고 차분해 보여. 아이를 안고 있는 모습에서 느껴지는 평화로움과 고요함도 너무 좋아! 눈을 감고 쌔근거리며 잠들어 있는 아기와

한 손으로 아기의 머리를 받친 채 아기를 안고 있는 성모의 모습은 종교화라기보다는 마치 옆집 아주머니의 초상화처럼 보일 정도로 무척이나 소박하니까 말이야. 사실 성모 마리아와 아기 예수를 다룬 그림은 당시의 경건한 신앙심을 드러내는 것이라서 우리가 우러러봐야 하는 거리와 높이를 가진 것이 일반적이었는데, 이 그림은 그렇지 않아. 우리와 마주한 거리도 무척 가깝지. 이 그림이 친근하게 느껴지는 가장 큰 이유일 거야.

직조된 마(麻)의 투박한 질감이 느껴지는 화면 속 성모자는 그저 평범한 아낙과 아기를 그린 듯한 느낌을 주지만, 가만히 들여다보면 좀 다르긴 해. 아기 예수는 이후의 십자가 고난과 부활을 암시하듯 수의와 같은 흰색의 천으로 감싸져 있고, 아기에게 뺨을 살짝 가져다댄 성모의 표정 역시 상당히 복잡 미묘해 보이거든. 여느 엄마처럼 평화로운 듯 보이지만 한편으론 슬퍼 보이기도 하고, 나중에 이 아기에게 일어날 일을 생각해 두렵고 걱정스런 듯도 하고, 아무튼 말로 형용할 수 없는 온갖 감정들이 뒤섞여 있는 것처럼 보여. 이렇게 담담하고, 이렇게 인간적인 성모자가 또 있을까?

그래서 엄마는 이 작품이, 금빛으로 현란한 천상의 영광으로 화려하게 꾸며진 성모자보다 훨씬 더 힘이 있고 호소력이 있는 것 같아. 사랑하는 아이를 품에 꼭 안아 주는, 아이의 안전과 건강과 평안과 미래

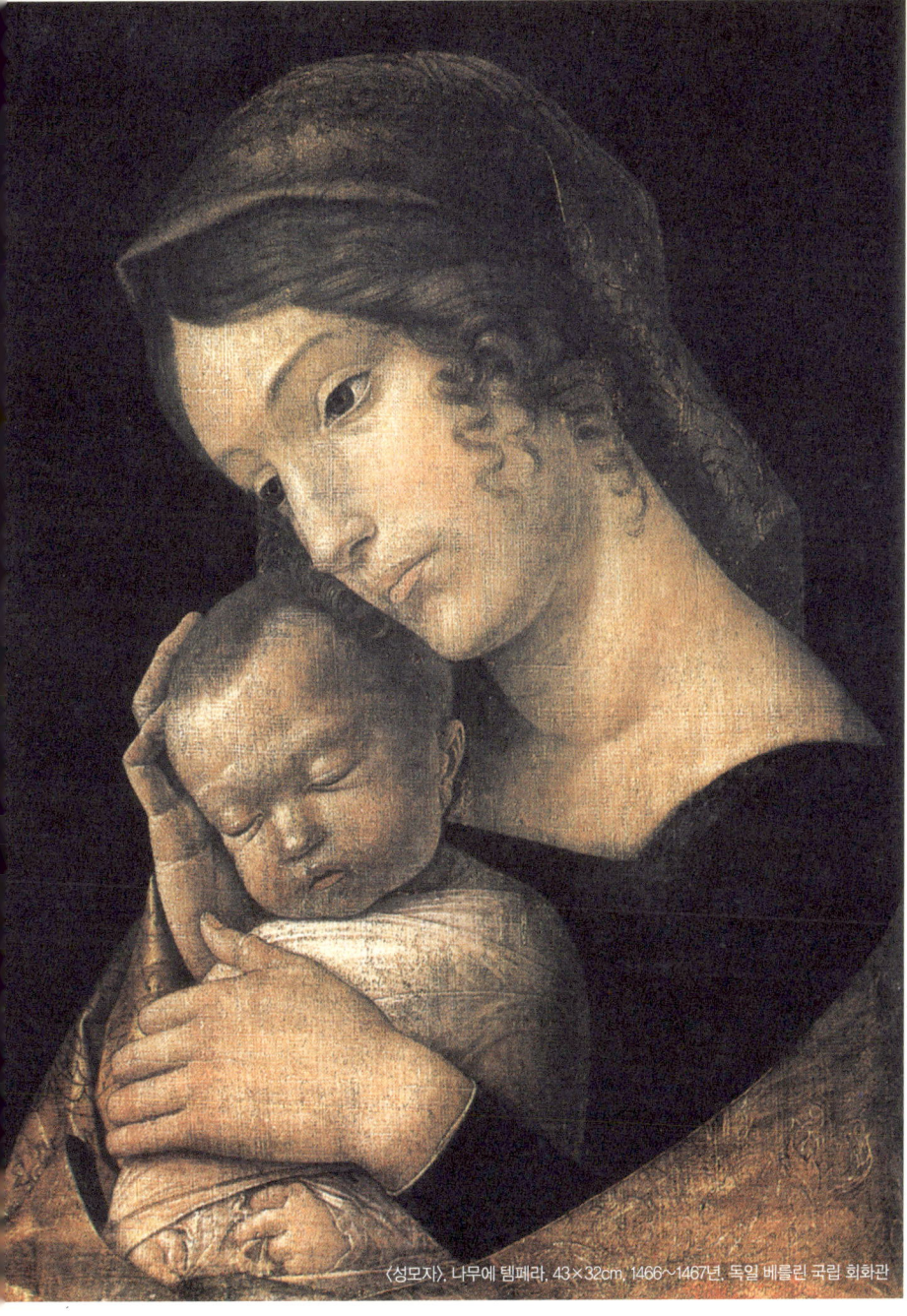

〈성모자〉, 나무에 템페라, 43×32cm, 1466~1467년, 독일 베를린 국립 회화관

의 삶을 걱정하며 간절히 기도하는 그런 엄마의 마음 같아서 말이야. 이 세상 모든 어머니들의 마음이 그렇겠지?

유도분만 촉진제를 맞은 뒤 조금씩 진통이 시작되더니 시간이 갈수록 고통의 정도가 커지고, 엄마가 된다는 게 이런 거구나 싶어 많은 생각이 오가는 걸 막을 수가 없구나. 정말 세상에 태어나서 한 번도 경험해 보지 못한, 상상할 수 없었던 그런 순간. 어느덧 새벽이 밝아오고 있어.

아가야! 엄마보다 몇 배는 더 힘겹게 몸을 틀고 세상에 나올 준비를 하느라 씨름하고 있는 우리 봄이야, 너무 힘들지? 영차, 영차 힘내자. 얼른 나와서 환하게 밝아오는 새해 아침에 웃는 얼굴로 만나자꾸나. 아가야, 조금만 더 힘내렴. 봄이야, 어서 오렴.

***

지금 우리 아기는 준비 완료. 온 힘을 다해 세상으로 나오려고 해요. 엄마는 피가 섞인 이슬이 비치고 규칙적인 진통이 시작되거나, 진통 전에 양수가 터질 수 있어요. 이럴 때는 바로 병원으로 가서 상황에 맞는 조치를 취해야 합니다.

행복한 태교 이야기 ⑪

세계 각국의 태교법

태교는 전통적으로 동양적인 것이라 여겨 왔지만, 사실은 동서양을 막론하고 세계 여러 나라에서도 중요시해 왔다고 합니다. 이번에는 세계 각국의 태교법을 살펴볼까요?

1. 독일의 태교: 합리적이고 과학적으로

합리적이고 정확한 민족성을 지닌 독일인들에게는 특별히 '태교'라 하여 달라질 것이 없습니다. 다니던 직장도 계속 다니고, 특별한 경우가 아니라면 가사일도 직접 해 나갑니다. 어릴 적부터 독립적으로 자란 독일 여성들은 스스로의 상태에 맞는 운동과 자기 컨트롤로 임신 기간을 지내는 편입니다.

태아에게 가장 중요한 것은 어머니의 태아에 대한 태도라고 생각하는 독일 여성들은 임신 중 잘 먹고 잘 쉬면서 아이를 건강하게 순산하는 것을 가장 중요하게 여깁니다. 그래서 건강상의 주의점은 철저히 지키지요.

독일에서도 임신 중 먹어야 할 음식과 금하는 음식을 구분하는데, 철분과 비타민이 풍부한 과일, 채소, 우유 등의 음식을 많이 먹도록 권하는 반면, 날 음식, 상하기 쉬운 음식, 거위 간처럼 비타민 A가 많은 식품은 선천적 결손이나 유산의 위험이 있다고 금하고 있습니다. 다만 커피에는 크게 구애를 받지 않으며 맥주는 한두 잔씩 즐긴다고 합니다.

운동으로는 수영과 체조를 즐겨합니다. 배가 어느 정도 불러오면 물속에서 간단한 체조를 하는 정도만으로도 순산에 도움이 된다고 합니다. 또 병원에서는 임신부들을 위한 체조 교실을 열고 있는데 많은 여성들이 여기에 참여합니다. 이런 체조들은 산후에 체형을 원래대로 회복하는 데도 많은 도움이 되지요. 또 의사는 임신 중에는 건강 검진을 하면서 많은 도움을 주지만, 막상 출산할 때는 거의 관여를 하지 않는 편이라고 해요. 자연분만을 하는 것이 일반적이며, 다양한 분만법을 제시해 산모가 직접 선택하도록 합니다.

2. 프랑스의 태교: 남편과 함께해요

프랑스 왕 앙리 4세를 임신했을 때 산모는 매일 아침 악사를 불러서 음악을 연주하게 했다는 이야기가 있습니다. 이미 그 시절부터 태교가 있었음을 암시하는 내용이지요.

프랑스 임신부들은 요가와 산책을 하고 모차르트의 음악을 듣는 것을 기본으로 합니다. 하지만 임신 중에 더 먹어야 할 음식이나 금하는 음식은 거의 없습니다. 평소 즐기던 와인이나 커피를 못 마시게 하는 정도죠. 물론 하루 한잔 정도의 와인은 괜찮다고 의사들은 말합니다. 무엇보다 임신부가 하고 싶은 것을 하고, 먹고 싶은 것을 먹는 것을 바람직한 태교라고 생각합니다.

프랑스 남자들은 원래 집안일을 잘 도와주기 때문에 임신부들이 겪는 생활상의 어려움은 크게 없습니다. 대부분의 임신부들은 임신 6개월부터 남편과 함께 출산 교육을 받기 위해 병원을 찾습니다. 병원에서는 라마즈 호흡법과 함께 아이 목욕 시키기, 기저귀 갈기, 분유 먹이기 등을 배웁니다. 남편들도 배움에 매우 열성적이기 때문에 출산 후에도 아이를 능숙하게 돌볼 수 있죠. 물론 출산시에도 반드시 남편이 동참하도록 합니다.

한편 임신 중 몸매 관리나 멋내기에도 소홀하지 않은 것이 프랑스 여성들의 특징입니다. 임신했다고 해서 태아를 위해 많은 음식을 먹거나 펑퍼짐한 옷을 입지 않고, 미니스커트나 타이트한 옷을 그대로 입고 다닙니다. 또 임신 6개월부터 프랑스에서는 친정엄마가 태어날 손주를 위해 아기 옷을 떠 주는 풍습이 있다고 합니다.

3. 미국의 태교: 영재는 타고난다

미국의 태교에서 주목할 점은 '남편의 지극한 관심'과 '베이비 샤워'라는 풍습입니다. 임신이 아내 혼자만의 일이 아니라 가정의 가장 큰 축복이며 함께해야 할 일로 여기는 생각이 폭넓게 공유되고 있지요. 그래서 남편들은 아내와 함께 출산 교실을 다니며 '라마즈 교육' 등 안전 출산과 건강한 아기 낳기에 대한 공부를 합니다.

'베이비 샤워'는 신생아가 태어나기 한두 달 전에 엄마의 친구들을 초대하여, 태어날 아기를 위한 축하 파티를 갖는 행사입니다. 이날 초대된 사람들은 아이에게 줄 선물을 한두 가지씩 준비해 와서 축하를 하는데, 선물이 샤워기의 물처럼 쏟아진다고 해서 '베이비 샤워'라는 이름이 붙었답니다. 몸이 무거워져서 쇼핑이 어려운 임신부를 대신해 친구들이 출산용품을 마련해 주는, 상당히 실용적인 품앗이 풍습이라고 할 수 있지요.

한편 미국의 태교 이론 가운데 "태아는 8개월 때까지 최고조의 뇌세포를 만들어 그후 출생 때까지 50퍼센트 이상을 스스로 파괴시킨다"라고 하여, 임신 18~20주 사이에 적극적인 태교를 하는 것이 중요하다는 이론이 있습니다. 미국에서는 영재는 자궁 속 환경에 의해 타고난다고 생각하기 때문에 태교에 열심인 편입니다. 특히 딸 넷을 모두 천재로 키워 낸 평범한 부부의 스세딕 태교법이 많은 화제가 되면서 큰 인기를 끌고 있습니다.

4. 일본의 태교: 신사 참배와 복대

일본은 전통적으로 아기가 태어나기 전에 미리 이름을 지어 신사에 참배하는 풍습이 있습니다. 오래된 가문일수록 이런 풍습을 더욱 철저히 지키고 있지요.

일본의 전통 태교법 중 특이한 것은 복대 착용입니다. 일본 황후가 임신 중 먼 여행을 가게 되었을 때, 태아의 안전을 위해 기모노 띠 부분에 따뜻하게 데운 돌을 넣고 행차한 것이 그 기원이라고 합니다. 특히 태양을 의미하는 붉은색 복대를 착용하면 힘센 아기를 낳는다는 속설이 있습니다.

그래서 지금도 임신 5개월이 되면 임신부들은 천 기저귀처럼 생긴 복대를 착용하는데, 요통 예방과 안정감을 주는 효과가 있다고 합니다. 이 복대는 출산 후에도 일주일 정도 더 감고 있습니다. 그 덕분에 일본의 엄마들은 대부분 출산 후에도 날씬한 배를 유지하고 있다고 합니다.

5. 중국의 태교: 전통 유교사상과 태교 10칙

태교는 중국에서 시작됐다고 해도 과언이 아닐 정도로, 중국에서 태교는 오랜 역사를 자랑합니다. 전한시대의 저술인 《열녀전》에 처음 등장한 태교법은 이후 주자의 《소학》에 그대로 인용되었고, 우리나라에도 전해져 후대에까지 많은 영향을 주었습니다. 태교에 관해 이야기할 때 약방의 감초처럼 거론되는 금기사항의 대부분도 《열녀전》에서부터 전해진 것으로, 이렇게 지극정성을 들여 태교에 힘쓰면 얼굴이 단정하고 재주가 뛰어난 아기가 태어난다고 믿었습니다.

지금까지도 전해오는 태교 10칙은 다음과 같습니다.

① 잘 때 모로 눕지 않는다.
② 앉을 때 가장자리에 앉지 않는다.
③ 자극적인 음식을 먹지 않는다.
④ 반듯하게 썰지 않은 고기는 먹지 않는다.
⑤ 반듯하게 깎이지 않은 과일을 먹지 않는다.
⑥ 자리가 비뚤어지게 깔려 있으면 앉지 않는다.
⑦ 눈으로 간사한 빛을 보지 않는다.
⑧ 귀로 음란한 소리를 듣지 않는다.
⑨ 밤이면 악사를 시켜 좋은 시를 읊게 한다.
⑩ 언제나 올바른 말만 한다.

에필로그

새해가 되는 1월 1일 새벽녘, 드디어 봄이를 만났다. 태어나서 처음 겪어 본 극심한 고통 뒤에 내 몸에서 뭔가가 미끌거리며 확 빠져 나가는 듯한 느낌은 참 뭐라 말하기 어려울 정도다. 뱃속에서 꼼지락거리던 녀석이 막상 바깥으로 나오자 낯설고 이상하다. '정말 저 녀석이 봄이야?'

간호사가 아이 몸을 대강 닦아내고 내 가슴 위에 안겨 주었는데도 좀처럼 실감이 나지 않았는데, 시간이 흐르면서 온갖 생각이 밀려왔다. 이렇게 귀한 생명을 책임질 수 있을까? 이렇게 험난한 세상에서 이 아이를 잘 키울 수 있을까? 지구 온난화며 온갖 환경 문제가 이렇게 심각한데 나중에 이 녀석이 너무 고생하게 되면 어떡할까? 온갖 걱정과 두려움이 밀려왔다. 세상 죄를 짊어질 예수 그리스도에 비하면 그저 평범한 한 아기가 태어난 것뿐인데도 이렇게 온갖 걱정이 앞서는 걸 보니 만테냐의 그림 속 성모의 복잡한 표정을 조금은 이해할 것도 같다.

봄이야, 반갑다. 네가 뱃속에 있을 때부터 초음파를 통해 네 모습을 보고 네 움직임을 느끼곤 했었는데, 막상 침대 위에 고요히 누워 있는 너를 보니 무척 낯선 느낌이야. 과연 엄마 아빠가 너를 잘 키울 수 있을까? 너를 하나의 독립적인 인격으로 잘 존중하고 네 필요를 잘 파악해 너를 잘 도울 수 있을까? 하느님이 너를 세상에 보내신 이유를, 네가 이곳에서 해야 할 일을 우리가 잘 발견할 수 있을까? 네가 인생을 의미 있고 아름답게 즐기고 잘 누릴 수 있는 방법을 알려 줄 수 있을까? 많은 생각이 든단다. 그래도 아빠는 마냥 신이 나 보여. 아직 붓기도 빠지지 않은 봄이가 생긋거리며 웃는다며 너무 너무 예쁘단다.

앞으로 우리 함께 살아가면서 서로에게 마음 상하고 실망하고 힘들어할 때가 오면, 꼭 이 날을 기억하자. 이 세상에 건강하게 나와 준 봄이, 너라는 존재 하나만으로 감사할 수 있도록 엄마 아빠는 노력할 거야. 그리고 하느님이 우리에게 귀한 생명을 맡겨 주셨으니 감사하는 마음으로 너를 잘 돌보고 도울 수 있도록 많이 기도하고 노력할게.

봄이야, 환영한다. 네가 있어서 우리가 또 얼마나 새롭고 경이로운 삶을 살게 될지 기대가 된다. 하느님, 우리 모두에게 서로 사랑하고 믿고 아낄 수 있는 힘을 주세요! 우리 앞으로 정말 잘해 보자. 봄이 파이팅! 엄마도 아빠도 파이팅!

화사했던 4월 봄이가 처음 내 안에 자리를 잡고부터 일주일에 하나씩 내 마음이 담긴 그림을 골라 아기에게 읽어 주고, 드디어 이듬해

1월 1일 세상에 나온 아이가 백일을 갓 넘겼을 때 뜻하지 않게 유럽으로 떠나온 나는 막연한 소망처럼 중얼거렸던 것들을 몇 가지 실천할 수 있었다.

봄이에게 "언젠가 한번 가 보지 않을래?" 하고 물어봤던 네덜란드 헤이그의 마우리츠하이스에 가서 〈델프트 풍경〉을 함께 보고, 프랑스 파리의 오르세 미술관에 가서 19세기 인상주의 화가들의 밝고 화사한 그림을 원 없이 보여 주기도 하고, 홀로 갈 때마다 허탕치곤 했던 오랑주리 미술관에서 한없이 길게 그려진 모네의 연꽃 그림들을 함께 보고…….

봄이야! 이 모든 아름다운 색채의 향연들이 네 눈과 마음에 새겨져서 세상을 밝고 씩씩하고 명랑하게, 그리고 넉넉한 마음으로 살아가기를 엄마는 소원한단다. 사랑해, 사랑해, 사랑해.

하나같이 너무나 귀하고 소중한 이 세상의 모든 아기들에게 예쁘고 사랑스러운 그림을 읽어 줄 수 있기를 소망하면서.

— 벨기에 스코튼의 어느 화창한 봄날.